Hans Vater

Heilende Achtsamkeit

Sich bewusst von körperlichen und
seelischen Schmerzen befreien

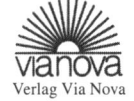

via nova
Verlag Via Nova

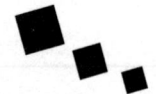

1. Auflage 2009

Verlag Via Nova, Alte Landstr. 12, 36100 Petersberg

Telefon: (06 61) 6 29 73

Fax: (06 61) 96 79 560

E-Mail: info@verlag-vianova.de

Internet: www.verlag-vianova.de

www.transpersonale.de

Umschlag: Guter Punkt, München

Satz: Sebastian Carl

Druck und Verarbeitung: Fuldaer Verlagsanstalt, 36037 Fulda

ISBN 978-3-86616-146-7

Inhalt

Einleitung 7

Körperlicher Schmerz 9

Seelischer Schmerz 22

Gedanken 35

Der Körper 47

Hilfen 50

Andere Gefühle 59

Angst 68

Schuldgefühl 79

Eifersucht und Trennungsschmerz 85

Neid 92

Sucht.. 96

Allgemeine Bemerkungen...................................102

Das Bewerten der Gefühle 107

Fragen..113

Der Abschluss 118

Entscheiden 120

Wunscherfüllung 125

Heilendes Wahrnehmen als spirituelle Praxis...............128

Karma 141

Partnerübungen 145

Heilendes Wahrnehmen im Vergleich
mit anderen Techniken......................................149

Ausblick: Heilung der Umgebung
und der Umwelt 161

Inhalt

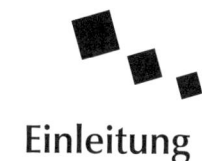

Einleitung

Es gibt eine Methode, durch die man Leiden überwinden, seine Gesundheit verbessern, seine Beziehungen heilen kann und vieles andere mehr. Diese Methode ist sehr einfach, sie erfordert keine Anstrengung. Sie besteht in dem, was wir sowieso die ganze Zeit tun: wahrnehmen.

Wozu also dieses Buch? Leider nehmen wir meist nicht wirklich wahr. Wir *fliehen* sehr häufig vor der Wahrnehmung dessen, was ist, weil die Wahrnehmung unangenehm ist. Kann Wahrnehmen überhaupt unangenehm sein? Sie ist doch eigentlich etwas Neutrales. Unangenehm ist nicht das Wahrnehmen als solches, sondern vielmehr unsere *Reaktion* auf die Wahrnehmung. Unangenehm ist das Gefühl, das mit dem Wahrgenommenen verbunden ist. Ich – wer auch immer das sein mag – erzeuge einen Widerstand, ich *will* das Wahrgenommene nicht.

Es ist naturgegeben und biologisch so vorgesehen, dass wir einige Dinge und Ereignisse im Leben vermeiden und vermeiden müssen, ganz einfach, weil sie nicht gut für uns sind. Der kleine Fehler besteht aber darin, dass wir nicht nur einen Widerstand gegen das Schädliche als solches entwickeln, sondern auch – und besonders – gegen die *Wahrnehmung* dieser Sache.

Körperlicher Schmerz

Nehmen wir zunächst einmal den körperlichen Schmerz. Beispiel: Ich habe mir den Fuß gebrochen. Schmerz! Sofort tue ich etwas: Ich lasse mich zum Arzt fahren, lasse den Fuß wieder richten usw. Warum tue ich das eigentlich? Weil ich an die Konsequenzen denke (ich kann nicht zur Arbeit gehen, ich verliere dadurch Geld, ich kann nicht in den Urlaub fahren usw. usw.)? Ja, natürlich, aber *zunächst einmal* will ich doch diesen grässlichen Schmerz loswerden! Wenn es nur um verstandesmäßige Überlegungen ginge (Was sind die Folgen?), würde ich die Behandlung vielleicht auf die lange Bank schieben... weil vielleicht gerade Freunde zu Besuch kommen oder was auch immer. Der Schmerz zwingt mich aber, *sofort* etwas zu unternehmen. So hat es die Natur eingerichtet, so hat es sich im Laufe der Evolution entwickelt. Man konnte von unseren frühen Vorfahren nicht verlangen, so schnell die Konsequenzen eines gebrochenen Fußes zu durchdenken (ich kann nicht mehr jagen etc.). Die Natur musste ein sehr starkes Motiv schaffen, den Schaden *sofort* zu beheben, und dieses Motiv war, den Schmerz loszuwerden. Der Schmerz forderte eindringlich ein Handeln.

Und so ist es bis heute: Wir sehen *zunächst* den *Schmerz* als das an, was zu vermeiden ist, nicht so sehr das eigentliche Problem – in diesem Fall den funktionsunfähigen Fuß. Wir tun alles, um den Schmerz – also das Signal, das Symptom – zu beseitigen. Deswegen greifen wir auch sehr schnell zu Schmerzmitteln – einfach, um dieses unangenehme Gefühl loszuwerden.

Das Vermeiden ist uns in Fleisch und Blut übergegangen. Aber ist das tatsächlich die beste Strategie? Nein, im Gegenteil. Es besteht nämlich die Gefahr, dass wir dabei das eigentliche Problem aus dem Auge verlieren und vernachlässigen. Thorwald Dethlefsen gebrauchte einmal den Vergleich: Stellen Sie sich vor, an Ihrer Tiefkühltruhe leuchtet plötzlich ein rotes Lämpchen auf. Da das nicht normal ist, rufen Sie den Service-Mann. Der kommt und sagt: kein Problem – und er schraubt einfach das Lämpchen raus. So etwas würde in der Realität niemand tun, denn das Lämpchen war ja gerade dazu eingerichtet, auf die Gefahr eines wirklichen und vielleicht dauerhaften Schadens aufmerksam zu machen. Aber bei unserer eigenen Psyche und unserem eigenen Körper machen wir doch sehr häufig den entsprechenden Fehler. Wir schrauben einfach das Lämpchen des Schmerzes heraus – z.B. durch Schmerzmittel – und verlieren dadurch leicht das wirkliche Problem aus den Augen. Vielleicht nicht gerade beim gebrochenen Fuß, aber bei weniger offensichtlichen Störungen.

Ich will hier nichts gegen Schmerzmittel sagen. Manchmal sind sie unvermeidlich – wenn das Leiden zu stark ist. Wir dürfen halt nur nicht das *eigentliche* Problem ignorieren – selbst wenn wir den Schmerz, also das Signal, durch Medikamente unterdrücken sollten.

Es gibt aber noch einen weiteren Fehler, den wir machen können und den wir auch fast immer machen: Selbst, wenn wir den Schmerz vielleicht nicht durch Medikamente „wegmachen", so *verdrängen* wir ihn doch. Wir versuchen – ganz automatisch und unbewusst –, an etwas anderes zu denken, uns irgendein Vergnügen zu machen usw. – nur um diesen Schmerz nicht fühlen zu müssen. Das ist verständlich. Aber leider funktioniert es nicht wirklich. Im Hintergrund bleibt nämlich meist ein nagendes Gefühl des Unwohlseins erhalten: Wir können uns des Lebens nicht voll freuen, weil da doch dieser fiese Schmerz ist. (Abgesehen davon, dass noch die unbewusste Angst und Sorge bleiben, dass mit unserem Körper etwas nicht stimmt.) Keine schöne Situation. Zumal dieses Verdrängen Energie und Kraft kostet, die wir für etwas Produktives einsetzen könnten.

Was sollten wir tun, um diesen Fehler zu vermeiden? Nun, logisch: *nicht* verdrängen. Das klingt einfach und ist es auch. Es braucht halt nur etwas Aufmerksamkeit. Und diese Aufmerksamkeit nenne ich „**Heilendes Wahrnehmen**". Was meine ich damit? Ich meine schlichtweg „wahrnehmen". Eigentlich ganz einfach, nicht wahr? Die Sache ist nur die, dass es etwas Mut erfordert und andererseits Geduld.

Mut. Niemand sieht dem Feind – hier dem Schmerz – gerne ins Auge. Unsere spontane Reaktion ist, zu flüchten. In diesem Fall: uns abzulenken. Das heißt, an etwas anderes denken, uns ein Vergnügen machen. Nicht dass etwas gegen Vergnügen einzuwenden wäre. Nur: Wir werden in dieser Situation kein wahres Vergnügen haben. Im Hintergrund bleibt dieses Unlustgefühl. Wir werden es nicht völlig übertünchen können. Das Leben ist uns irgendwie vergällt.

Heilendes Wahrnehmen dagegen heißt: hinschauen. Volle Aufmerksamkeit. Im Grunde bedeutet Heilendes Wahrnehmen: NICHT FLÜCHTEN!

Und dazu gehört nun das Zweite: **Geduld**, Sich-Zeit-Nehmen. Denn wenn wir jeweils mit dem weitermachen, was wir uns gerade vorgenommen haben, haben wir eben nicht die Möglichkeit, genau hinzuschauen, uns voll auf den Schmerz einzulassen. Gerade das aber wäre notwendig. Wenn es irgend geht, sollten wir in dem Moment, wenn ein Schmerz auftaucht, uns hinsetzen und uns ganz auf den Schmerz einlassen. Richtig in ihn hineingehen, ihn fühlen und wahrnehmen. Also richtig erforschen, was da für ein Phänomen abläuft.

Was soll das bringen? Nun: Es bringt Heilung oder fördert zumindest Heilung. Zwar werden wir im Normalfall einen gebrochenen Knochen dadurch nicht an seinen angestammten Platz befördern. Aber schon bei einem *verstauchten* Fuß können wir die Heilung ein ganzes Stück vorantreiben, insbesondere wenn wir dieses Heilende Wahrnehmen *sofort* anwenden. Ich habe da schon wahre Wunder erlebt.

Wir brauchen aber, wie gesagt, etwas Mut und etwas Geduld. Denn ein verstauchter Fuß tut sehr weh. Diesen Schmerz anzuschauen ist nicht so ganz einfach. Zumal er meist in den ersten Sekunden der Zuwendung sogar noch anschwillt (der Schmerz, nicht nur der Fuß). Klar: Wenn wir uns nicht mehr abwenden, tritt er voll in unsere Aufmerksamkeit. Und dadurch scheint er stärker zu werden. Aber keine Angst: Selbst wenn er stärker wird, heißt es nicht, dass der Schaden größer wird. Im Gegenteil. Wir erinnern uns: Der Schmerz ist nur ein Signal. Der eigentliche Schaden ist etwas anderes, nämlich der physiologische Stress im Fuß. Wenn der Schmerz stärker wird, bedeutet es *nicht* notwendig, dass der Fuß schlimmer wird – obwohl der Schmerz uns das suggerieren möchte. Also: Mut, hineingehen und durchhalten! Oft werden wir zu unserem Erstaunen feststellen, dass der Schmerz schon nach wenigen Minuten nachlässt. Es kann allerdings auch etwas länger dauern, je nach Art des Schmerzes.

Wenn wir uns erst einmal auf den Schmerz eingelassen haben, werden wir feststellen, dass er die Aufmerksamkeit ganz von alleine auf sich zieht. Wir brauchen nicht mehr viel zu tun, um ihn interessant zu machen. Dennoch können ein paar Tricks helfen, die „Erforschung" noch wirksamer zu machen. Wir können uns zum Beispiel fragen: Was ist das eigentlich – Schmerz? Was ist das für ein Phänomen? Das haben wir uns vielleicht noch nie gefragt. Und wer das tut, wird feststellen, dass Schmerz eine recht interessante Erfahrung ist. Was ist eigentlich der Unterschied zwischen der Schmerz-Erfahrung und irgendeiner anderen? Wer diese Erforschung wirklich bis zu Ende treibt, wird schließlich vielleicht sogar merken, dass es eigentlich keinen prinzipiellen Unterschied gibt. Die Farbe Rot – zum Beispiel – ist eine Erfahrung; Wohlgefühl im Körper ist eine Erfahrung…; und Schmerz ist auch eine Erfahrung. Also – wo ist der Unterschied? Wer so weit kommt in seiner Erforschung – und man kann wirklich so weit kommen! –, für den wird das Leiden in dem Moment aufhören. Schmerz mag dann Schmerz bleiben, aber wir leiden nicht mehr darunter.

Schmerz und Leiden sind nämlich zwei verschiedene Dinge. Schmerz ist eine Erfahrung, Leiden jedoch ist *der Wider-*

stand gegen die Erfahrung. Wir leiden immer nur, weil wir eine Erfahrung, in diesem Fall den Schmerz, *nicht wollen*. Das ist eine Erkenntnis, zu der man kommen kann, wenn man tief genug in den Schmerz hineingeht. Es ist ganz, ganz wichtig, dies zu verstehen: *Leiden ist Widerstand!*

Und so kommen wir zu einer weiteren zentralen Komponente des Heilenden Wahrnehmens. Oben haben wir schon eine andere erwähnt: nicht flüchten. Die zweite ist: KEIN WIDERSTAND!

Widerstand bringt nichts. Erstens schafft er, wie gesagt, Leiden oder er *ist* sogar Leiden. Zweitens verhindert er Heilung. Durch Widerstand stärken wir das, was wir ablehnen. Jeder Kampf, und mag er anfangs noch so siegreich erscheinen, ruft eine Abwehr hervor. Ein besiegter Gegner sinnt auf Vergeltung und neuen Kampf. Er macht auf jeden Fall weiterhin Schwierigkeiten. So ist es auch mit dem Schmerz. Am deutlichsten wird das, wenn wir versuchen ihn „totzumachen". Zum Beispiel durch Schmerzmittel. Fast immer kommt der Schmerz zurück, wenn wir das Mittel absetzen. Aber auch Nicht-Beachten und Verdrängen bedeuten Widerstand. Sie werden den Schmerz nicht zum Verschwinden bringen. Eher werden sie ihn anwachsen lassen; und wenn auch nur im Untergrund – bis er dann mit neuer Gewalt Aufmerksamkeit erheischt.

Die Losung ist also: *Gleich* Aufmerksamkeit geben; wirklich hineingehen; quasi erforschen! Wie ein Wissenschaftler, der eine Mikrobe unterm Mikroskop untersucht: Er wird sich genau die Formen, Bewegungen und anderen Eigenschaften dieses Kleinlebewesens anschauen. Dazu geht er wahrscheinlich nach einer Checkliste vor. Und so machen auch wir uns eine Checkliste und haken sie ab. Unsere Checkfragen könnten z.B. sein:

- Was für eine Form hat dieser Schmerz? Ist er scharf, kantig oder eher dumpf? Ist er rund oder zerfasert? …
- Welche Farbe hat er? Ist er eher grau oder schwarz oder eher rot? (Das sind natürlich *subtile* Qualitäten, *analog* zu den bekannten Eigenschaften der Dinge.)
- Wie verändert er sich, wenn ich ihn anschaue? Wird er stärker oder schwächer? Verlagert er sich? Ändert er seine Qualitäten?

Vielleicht fallen Ihnen selbst noch andere Fragen ein. Wenn Sie in dieser Weise an die Erforschung des Schmerzes herangehen, kann es dazu kommen, dass der Schmerz für Sie regelrecht interessant wird und damit seine Widerwärtigkeit verliert.

Wenn Gedanken uns ablenken – etwa auch Ängste, was nun aus uns wird etc. –, gehen wir mit unserer Aufmerksamkeit ganz ruhig wieder zu diesem Phänomen als solchem zurück; ganz leicht, ohne etwa die Ängste und die Gedanken verdrängen zu wollen. Lass sie ruhig da, lass die Gedanken weiterrasseln: Wir kümmern uns vorzugsweise um das Phänomen des Schmerzes selbst. So wie ein Forscher im Labor, der vielleicht anfängt zu frieren, sich nicht um die Kälte kümmert, sondern weiterhin gebannt durch sein Mikroskop starrt.

Wer sich dem Schmerz ganz hingibt, wer sich wirklich auf ihn einlässt, wird drei ganz erstaunliche Erfahrungen machen: Erstens wird er feststellen, dass der Schmerz seine Bedrohlichkeit verliert, er wird einfach weniger „schlimm", er wird weniger „existenziell", er scheint weniger unsere eigentliche Natur zu betreffen. Das tut er nämlich in der Tat nicht, er betrifft ja nur den Körper; und wir sind bekanntlich nicht unser Körper. Und das fangen wir an zu spüren. Wir fangen an, eine gewisse Distanz zu dem Schmerz zu bekommen. Es ist, als ob wir den Schmerz wie ein Objekt betrachten, wie irgendeinen anderen Gegenstand der Erfahrung: wie eine Farbe, wie das Sofa, auf dem wir sitzen, oder was auch immer. Wir schauen genau hin und sagen: Aha, Schmerz. Denn, wie gesagt, Leiden ist nicht gleich Schmerz. Wenn es mir gelingt, den Schmerz ohne Widerstand anzuschauen, leide ich nicht. Ich leide ja auch nicht, wenn ich das Sofa anschaue, gegen das ich nichts habe. Ich leide nur, wenn ich etwas nicht will; wenn ich innerlich dagegen kämpfe. Das ist also der Check: Wenn ich noch leide, habe ich mich noch nicht hundertprozentig eingelassen.

Die zweite wunderbare Erfahrung, die wir machen, wenn wir einen Schmerz längere Zeit einfach fühlen, ist, dass er nachlässt, vielleicht sogar verschwindet. Ich rede ja jetzt von körperlichem Schmerz. Dieser ist ein Symptom für eine Störung im Körper. Nun wissen wir heute aus der modernen Physik, dass Materie nicht aus objektiven Wirklichkeitsklötzchen besteht, sondern aus Energie. Wir wissen, dass wir die Materie durch Bewusstsein beeinflussen können. Man kann wohl mit einigem Recht sagen, dass der Unterschied zwischen Materie und Bewusstsein ein *Schein* ist. Materie *ist* letztlich Bewusstsein. So ist es verständlich, dass Aufmerksamkeit auf unseren Körper dort durchaus etwas verändern kann. Und das tut sie. Jeder wird das feststellen, wenn er es probiert. Aufmerksamkeit, also gerichtetes Bewusstsein, heilt; sie bringt eine neue Geordnetheit in den entsprechenden Körperteil. Wenigen Menschen wird es zwar gelingen, so eine grobe Struktur wie einen Fußknochen wieder richtig zu ordnen – auch das ist möglich und ist schon geschehen. Aber die feinen Aktionen der Zellen – die kann fast jeder auf Anhieb beeinflussen. Das heißt: Praktisch kann jeder – einfach durch Aufmerksamkeit – Heilung in seinen Körper schicken. Er braucht dabei nichts über Zellchemie oder die Lage der Organe zu wissen. Das weiß die Natur schon selbst. Es ist im Bauplan der DNS ja alles schön aufgezeichnet, wie es sein soll. Wir müssen nur durch unsere Bewusstseinsenergie diesen Bauplan aktivieren, fördern und energetisieren. Es wirkt. Und so wird man feststellen: Wenn man lange genug in den Körperbereich hineinfühlt, der schmerzt, wird sich der Schmerz allmählich auflösen, zumindest weniger werden. Heilung ist eingetreten bzw. in Gang gesetzt. Eine sehr schöne Erfahrung.

Jetzt möchte ich Ihnen noch einen Tipp geben: Angenommen zum Beispiel, Ihre Schulter tut weh, wenn Sie den Arm anheben. In einem solchen Fall vermeidet man normalerweise instinktiv diese schmerzende Position. Schmerz ist ja das, was wir nicht wollen. So heben wir also den Arm möglichst gar nicht an oder nur sehr vorsichtig oder verklemmt. Dadurch wirken wir für andere und auch für uns selbst wie behindert. Und wir sind es quasi auch. Unser ganzer Alltag wird gelebt in einer subtilen Angst, dass wir nur ja nicht in diesen Schmerz berühren. Was ich nun empfehle, ist genau das Gegenteil: Bewegen Sie den Arm bewusst in die schmerzende Stellung – vorsichtig und langsam. Wenn Sie dann an den Punkt kommen, wo es beginnt weh zu tun, halten Sie ein; lassen Sie den Arm in dieser Stellung und gehen Sie in diesen Schmerz hinein. Verharren und Fühlen, das ist alles; für längere Zeit und *immer wieder* im Laufe des Tages. Was Sie nach einigen Tagen feststellen werden, ist, dass die Schulter nicht mehr weh tut, wenn Sie den Arm heben. Oder nur noch wenig. Dieses Bewusstsein-Schenken kann zu einer wirklichen Heilung werden. Insbesondere bei derartigen quasi-rheumatischen Schmerzen. Probieren Sie es aus – falls Sie solche Symptome haben.

Ein anderer kleiner Tipp bei Wadenkrämpfen – eine Sache, die ja nicht so ernst ist, weil dieser Schmerz normalerweise bald wieder verschwindet. Gewöhnlich haben wir gelernt, gegen diese Krämpfe zu kämpfen, indem wir etwa die Zehen mit aller Kraft anziehen, das Bein steif machen usw. Das funktioniert auch, nur müssen wir diesem Krampf lange Zeit seine Aufmerksamkeit widmen, damit er nicht zurückkommt. Hinterher sind wir erschöpft und der Schmerz wirkt noch lange nach. Ich mache das schon lange nicht mehr. Ich entspanne stattdessen das Bein und auch mich selbst, so weit es irgend geht. Ich bewege manchmal das Bein oder den krampfenden Fuß noch mehr in die Stellung, wo der Krampf eingesetzt hat. Also genau das Gegenteil vom Normalen. Ich flüchte nicht, sondern gehe auf den Schmerz zu – und in ihn hinein. Das heißt, ich fühle den Schmerz ganz und gar, ohne mich abzulenken oder ablenken zu lassen. Was dann meist passiert, ist, dass der Krampf zunächst stärker wird, der Schmerz zunimmt. Er wird dann oft recht stark. Aber da ich mich nicht wehre, ist das alles nicht so schlimm. Wie oben beschrieben, bekomme ich sehr schnell eine gewisse Distanz zu dem Schmerz und kann ihn quasi mit Interesse erforschen. Ich will nicht sagen, dass es mir nichts ausmacht. Es ist oft nicht ohne. Der Schmerz füllt mich ganz aus. Aber komischer

Weise kommt dann im Hintergrund eine Art Freude hoch. Das klingt vielleicht fast masochistisch, aber es entspricht nur der Erfahrung, die viele kennen, dass jede sehr intensive Erfahrung Freude bringt. Wenn wirklich was los ist, habe ich auch – neben dem Schmerz – immer eine Art Spaß. Denken Sie an Extremerfahrungen etwa beim Bergsteigen oder auch auf irgendwelchen Karussells beim Hamburger Dom. Und dann: Es dauert nicht lange, bis der Krampf dann sang- und klanglos verschwindet, glatt und dauerhaft. Ohne Nachwirkungen. Wenn ich mal nachts so einen Krampf habe, schlafe ich manchmal schon wieder ein, wenn die Sache noch im Abklingen ist. Das geht, weil ich mich nicht angestrengt und nicht aufgeregt habe.

Diese Art von Krämpfen bietet eine gute Möglichkeit, das Prinzip des Heilenden Wahrnehmens zu üben. Der Vorteil ist nämlich, dass wir wissen, dass durch diesen Schmerz kein dauerhafter Schaden entstehen wird. So können wir es leichter riskieren, uns ohne Widerstand auf das Phänomen einzulassen.

Jetzt kommen wir zu der dritten wunderbaren Erfahrung, die man macht, wenn man den Schmerz wirklich bis „zum Ende", bis in die tiefste Tiefe, erfährt, wenn man sich hundertprozentig auf ihn einlässt. Und die ist: Plötzlich kommt von irgendwoher eine Art Freude auf. Das hatte ich eben schon kurz angetippt. Jede intensive Erfahrung bringt Freude mit sich. Es ist eigentlich eine erstaunliche Sache. Warum sollte sogar beim Schmerz Freude aufkommen? … Über den Mechanismus kann ich nur spekulieren. Ich sehe das so, dass wir Menschen – wie alle Lebewesen – Ausläufer und Ausdrucksinstrumente des Schöpfers sind. Gott, oder das allumfassende Bewusstsein, hat, wenn man so will, die Welt geschaffen, um Erfahrungen zu machen. Wen oder was möchte er erfahren? Nun, es gibt nichts anderes als dieses große *Eine Bewusstsein*, das wir Gott nennen. Also kann Gott nur sich selbst erfahren. Er möchte sozusagen kennen lernen, was in ihm steckt, welche Möglichkeiten er enthält. Er schaut sich aus unendlich vielen Blickwinkeln selbst an. Diese Blickwinkel, diese „Okulare" – das sind wir. Unser tiefstes Selbst ist eins mit Gott, *ist* Gott, der die Welt – also sich selbst – anschaut und erfährt. Dieses Erfahren ist der Sinn und Zweck der Schöpfung. Und wir wissen aus eigenem Erleben: Es kommt immer dann eine Freude auf, wenn wir das Gefühl haben, in irgendeinem Punkt den Sinn unserer Existenz erfüllt zu haben. Sinnerfüllung bringt Freude, bringt Glück. Wie sollte also nicht Freude aufkommen, wenn wir die *tiefste* und eigentliche Sehnsucht Gottes in uns erfüllen, nämlich Erfahrungen zu machen. Je neuer und intensiver, umso besser. Denn intensive Erfahrung ist sozusagen *mehr* Erfahrung. Nun, wir wissen, Schmerz ist fast immer etwas Intensives. Es ist also „viel" Erfahrung. Und damit kann auch viel Freude aufkommen, wenn wir diese Erfahrung haben – *wirklich* haben, uns also nicht davor drücken, uns nicht rausziehen. Ich weiß, es klingt abgefahren – und ist es auch. Aber es ist die Wahrheit. Probieren Sie es das nächste Mal aus, wenn Sie Schmerzen haben.

Eine andere Erklärung, warum wir Freude sogar im und durch den Schmerz erfahren können, ist, dass wir *Freiheit* erleben. Freiheit nämlich, wenn wir merken, dass wir durch eindringliches Wahrnehmen des Schmerzes in eine gewisse Distanz zu diesem kommen. Der Schmerz wird plötzlich zu einem Objekt, das wir quasi aus der Vogelperspektive betrachten können wie irgendeinen anderen Gegenstand. Plötzlich schauen wir „von außen" oder „von oben" und merken: Wir *sind* ja gar nicht dieser Schmerz; wir sind etwas anderes; wir sind der Zuschauer. Der Schmerz ist nicht Teil unserer selbst, er ist nur ein Objekt der Erfahrung; er ist von uns getrennt. Wir sind nicht mehr verquickt mit ihm, wir „entquicken" uns – und das ist wiederum „er-quicklich". Wir sind frei, und Freiheit bringt Freude. Weswegen fliegen sonst Leute in einem Segelflugzeug oder springen im freien Fall von einem Flugzeug, um im letzten Moment den Fallschirm aufzureißen? Oder schweben in einem Heißluftballon über die Felder und Berge? Es ist das Gefühl der Freiheit.

Seelischer Schmerz

Bisher haben wir uns mit dem körperlichen Schmerz befasst. Nun gibt es aber offensichtlich auch noch den *seelischen Schmerz*, oder überhaupt alles psychisch Unangenehme: den „Stress", die Wut, die Angst, die Sorge, die Eifersucht, die Sehnsucht, den Trennungsschmerz, den Leistungsdruck, das Gefühl des Ausgestoßen-Seins… usw. usw. Damit ist ja das Leben ausgefüllt. All das sind Gefühle und innere Erfahrungen; sonst würden wir nicht darunter leiden. Können wir diese Dinge durch Fühlen und Wahrnehmen heilen oder lindern? Ja, in der Tat. Und dadurch können wir das Leiden mildern. Und: Wir können unsere Beziehungen heilen. Denn die meisten dieser Gefühle und Empfindungen hängen doch mit anderen Menschen zusammen. Der Mensch ist ein soziales Wesen. Ohne Partner, ohne Freunde, ohne ein soziales Umfeld können wir kaum leben. Das ist die Natur des Menschen. Deshalb sind wir so extrem abhängig davon, dass diese Beziehungen auch „klappen", dass wir erstens überhaupt Kontakte haben und dass diese zweitens einigermaßen harmonisch sind.

Bekanntlich bringen alle unsere Beziehungen Freude und Leid mit sich. Bei manchen überwiegt die Freude, bei vielen überwiegt das Leiden. Wodurch entsteht das Leiden? Im Allgemeinen dadurch, dass unsere Wünsche und Erwartungen nicht erfüllt werden. Unsere Wünsche aber sind uns durch unsere menschliche Natur mehr oder weniger vorgegeben: Wir brauchen Liebe von anderen Menschen. Wenn wir sie nicht bekommen, leiden wir. Wir brauchen Anerkennung, wir brauchen Achtung, Respekt, Verständnis; wir möchten eine gute Position in der Hierarchie usw., usw. Das sind Mechanismen in uns, die durch die Evolution des Menschen als sozialem Wesen vorgegeben sind. Diese Bedürfnisse sind also völlig menschlich, an ihnen ist kaum etwas zu ändern. Und sie bringen uns viel Freude, wenn sie erfüllt werden, denn sie schaffen dann ein Gefühl der Einheit mit den anderen (und mit dem Ganzen). Wenn sie aber nicht erfüllt werden, und das ist in vielen Fällen unvermeidbar, leiden wir. Wir fühlen uns ungeliebt, aus der Gemeinschaft ausgestoßen oder an den Rand gedrängt, wir fühlen uns verachtet, unverstanden, nicht respektiert. All das ist oft mit großem Schmerz verbunden, weil unsere tiefe emotionale Natur verletzt ist.

Seit Hunderttausenden von Jahren arbeiten die Menschen und die Gesellschaften immer wieder daran, derartiges Leiden zu lindern und zu vermeiden: durch Miteinander-Reden, durch Schaffen gesellschaftlicher Strukturen, durch Gesetze usw. Es hat sich etwas getan. Aber nicht grundlegend. Heute wird man nicht mehr an den Pranger gestellt und bespuckt. Aber dafür werden Einzelne in der Firma gemobbt, was meist nicht weniger qualvoll ist als eine öffentliche Anprangerung. Heute wird niemand mehr vor Zuschauern ans Kreuz geschlagen, dafür aber auf andere Weise der öffentlichen Verachtung ausgesetzt.

Und auf der persönlichen, insbesondere der Partner-Ebene: Heute wird die Ehefrau nicht einfach im Hinterzimmer eingesperrt, es gibt stattdessen lange „klärende" Aussprachen oder gar wöchentlich festgelegte „Zwiesprachen" usw. Aber bringt dies alles eine grundlegende Veränderung? Meine Erfahrung ist: nicht wirklich, jedenfalls nicht auf längere Sicht. Nach einigen Tagen gibt es irgendeine Ungeschicklichkeit des einen Partners und der andere fühlt sich wieder verletzt. Eine neue Aussprache muss her.

Meist ist es so, dass der Mann die Frau nicht versteht. Männer sind einfach psychologisch gröber, weniger feinfühlig. Das ist durch unsere Entwicklungsgeschichte zu verstehen: Der Mann machte die groben körperlichen Arbeiten, weil er stärker war. Er ging auf die Jagd und schaffte so Nahrung heran. Da hatte er nicht viel Zeit, über psychologische Subtilitäten nachzudenken. Die Frau dagegen blieb zu Hause, weil sie sich um die Kinder kümmern musste, sie saß mit anderen Frauen zusammen und konnte sich mit ihnen über Zwischenmenschliches unterhalten. Sie mussten sich auch – wegen der geringeren Körperkraft – andere, feinere Mechanismen ausdenken, um nicht von den Männern unterdrückt zu werden. Die Folge dieses unterschiedlichen Naturells ist, dass sich Männer und Frauen nur sehr schwer verstehen *können*, wenn überhaupt. So wird es immer wieder Missverständnisse geben. Dadurch entsteht das Gefühl, unverstanden zu sein, dadurch das Gefühl der Einsamkeit und dadurch wiederum Leiden.

In anderen sozialen Kontexten entsteht Leiden dadurch, dass der Mensch von Natur aus sich selbst im Zentrum der Welt sieht, dass er irgendwie „on top" sein möchte. Jeder möchte in der Hierarchie, in der Hackordnung, möglichst weit oben sein; auch das ist im Menschen angelegt; und daran ist wenig zu ändern. Durch die verschiedenen Sichtweisen und durch das Grundbedürfnis nach Macht sind Konflikte vorprogrammiert. Und all diese verhindern die Einheit und die Geborgenheit, nach der wir uns so sehr sehnen. Dadurch entsteht Leiden. Man kann sagen: Leiden entsteht durch das Fehlen von Einheit.

Es gibt noch viele andere Mechanismen, die Leiden zur Folge haben. Alle beruhen sie auf der menschlichen Grundausstattung. Um nur noch eins zu nennen: Angst vor Mangel bringt Sicherheits- und Besitzstreben mit sich. Da jeder seine relative Existenz absichern und Besitz anhäufen will, entstehen Interessenskonflikte, dadurch Kämpfe und dadurch Schmerzen und Leiden. Jeder wird leicht weitere Leidenspotenziale entdecken können.

So, was machen wir da? Wie schon gesagt: Reden hilft meist nur vorübergehend. Die unterschiedlichen Interessen und Sichtweisen bleiben. Regeln und Gesetze andererseits können vielleicht die groben Ausformungen und Auswüchse des menschlichen Machtstrebens zügeln. Aber die ersehnte Einheit können sie nicht herstellen. Zwar geben die gemeinsamen Gesetze zum Beispiel einer Nation das Gefühl der Geborgenheit und Verbundenheit. Aber da, für den Einzelnen, die Gesetze von außen aufoktroyiert sind, bleibt immer noch ein Gefühl der Fremdheit und damit der mangelnden Wärme.

Wie könnte eine Lösung aussehen? Die Natur des Menschen ist offensichtlich kaum zu verändern. Klar, wenn jeder anfinge, hauptsächlich an den anderen zu denken, dann hätten wir bald ein Paradies. Bis dahin aber bleibt der Satz bestehen: „Jeder denkt an sich…, nur *ich* denk an mich." Auf dieser Basis sind keine Einheit und echte Verbundenheit zu schaffen. Das Leiden wird bleiben.

Jegliche Lösung des Problems muss davon ausgehen, dass die menschliche Natur – *meine* Natur und die meiner Partner im Leben – ist, wie sie ist. Jede Lösung kann nur davon ausgehen, dass wir das akzeptieren, was ist.

Was bleibt also? Genau das: akzeptieren und annehmen. Es ist inzwischen schon allgemein bekannt, dass sich nur das ändern kann und wird, was wir annehmen. Denn sobald der geringste Widerstand in uns ist, wird sich das Bekämpfte verstärken. Was man bekämpft, wird stärker. Das ist ein kosmischer Grundsatz. Und fast immer verlieren wir schließlich gegen den auf diese Weise gestärkten Feind. So werden wir auch den Kampf gegen unsere „niedere" oder „tierische" Natur verlieren, falls wir auf die Idee kommen, sie zu bekämpfen.

Wenn ich eben sagte: Die menschliche Natur ist nicht zu ändern, so stimmt das nicht hundertprozentig. Wie gerade festgestellt, ändert sich schon etwas, nämlich dann, wenn wir es voll akzeptieren. Denn Akzeptieren, Annehmen sind Ausformungen der Liebe, der wirklichen kosmischen Liebe, die alles einschließt und nichts ausschließt.

Liebe heilt. Die göttliche Liebe erweckt ihr Gleiches, nämlich das Göttliche. Das Göttliche aber ist Einheit, ist Perfektion. Durch *Annehmen* also fördern wir das Vollkommene, im Sinne der göttlichen Einheit und Allverbundenheit.

Eine menschliche Ausprägung dieser Liebe ist Hinwendung, ist Aufmerksamkeit, wie sie sich zum Beispiel im Zuhören äußert. Wir wissen: Ein klein wenig Zuwendung kann Wunder bewirken, kann verhärtete Herzen öffnen und aufweichen; kann Verborgenes an die Oberfläche bringen.

Und nun mein Punkt: Auch Wahrnehmen ist Hinwendung. Wahrnehmen und Aufmerksamkeit sind damit eine Form der Liebe. Man sagt: Liebe ist die größte Heilkraft. Ja, so ist es. Liebe heilt. Und damit gilt: Wahrnehmen heilt.

Das ist der Wirkmechanismus des Heilenden Wahrnehmens: Wenn ich meinen Schmerz anschaue, heilt er. Wenn ich meine Wut anschaue, löst sie sich auf und kann der Liebe Platz machen. Wenn ich meine Angst anschaue, löst sich die Spannung und ich finde ein neues Gefühl der Geborgenheit… Wollen Sie es nicht gleich mal ausprobieren? Jetzt? Warum eigentlich nicht? Fragen Sie sich: Was belastet mich gerade? Was arbeitet in mir? Worum kreisen meine Gedanken? Welches Gefühl steht dahinter? Jetzt machen Sie eine Pause! Setzen Sie sich hin und fühlen!

(Bitte jetzt eine Pause machen!)…

Ist es schon leichter geworden? Oder gar schon ganz weg? Falls nicht, bedenken Sie: Dieses Gefühl ist ja nicht gerade nur von eben. Fast immer steht etwas Uraltes, tief Sitzendes dahinter. Wenn ich mich *jetzt* von meinem Freund im Stich gelassen fühle, so ist es wahrscheinlich, weil ich mich von meinem Vater im Stich gelassen fühlte. Und das ist nur eine Wiederholung dessen, dass ich mich im letzten Leben im Stich gelassen fühlte… und das wiederum wiederholt, dass ich irgendwann einmal tatsächlich schwer im Stich gelassen wurde. Wir können nicht erwarten, dass diese tiefe und verborgene Verletzung jetzt in einer Minute ins Nichts verschwindet. Es dauert etwas. Mir kommt die Formel $e=mc^2$ in den Sinn, Einsteins bekannte Formel, die ungefähr so viel besagt: In einem nur kleinen Stück Masse steckt eine geradezu unendliche Energie (siehe Atombombe). So ist es auch mit unseren tiefen Verletzungen. Es sind kleine Verhärtungen in unserem System, normalerweise kaum bemerkbar, aber wenn sie sich lösen, so kommt eine ungeheure emotionale Energie zum Vorschein. Diese Energie, das sind unsere Gefühle. Sie kommen manchmal wie eine Explosion. Und wenn das nicht geschieht, so dauert ihre Lösung dafür oft sehr, sehr lange. Immer wieder müssen wir ran.

Die Erfahrung ist jedoch – überraschenderweise und zu unserem Glück – dass sich der große, tief sitzende Schmerzknoten anscheinend in kleinere Knötchen aufteilt, von denen jedes quasi in sich abgeschlossen ist. Was ich damit sagen will, ist: Wenn wir uns hinsetzen und an einem Schmerz „arbeiten", indem wir ihn anschauen, dann werden wir merken, dass sich der Schmerz nach einiger Zeit auflöst. Es ist meist wie eine Welle: Der Schmerz wächst an und wird stärker; dann verpufft er allmählich. Er scheint erstmal weg zu sein. Und das, obwohl vielleicht noch nicht die gesamte tiefe Verletzung ausradiert ist! Im allgemeinen Fall werden wir feststellen, dass sich derselbe Schmerz bei anderer Gelegenheit, aus einem neuen Anlass, wieder meldet. Wenn das passiert, dürfen wir nicht denken, dass nichts erreicht worden ist! Nein. Es ist jetzt nur ein neues Stückchen desselben Schmerzes dran. Oder in einem anderen Bild: Eine neue Schicht wird abgekratzt. Wir müssen wohl oder übel immer wieder an diesem tiefen „Stress" arbeiten, bis er völlig weggeschabt ist. Schon vorher aber werden wir spüren, dass wir freier und freier werden.

So viel zur Theorie. Wie gehen wir aber praktisch vor? Der erste Punkt ist: *Sobald* wir merken, dass wir in einem „Stress", in einem Schmerz, in einer Wut, in einer Angst oder was auch immer sind, müssen wir uns erst einmal Zeit nehmen. Am besten hören wir auf mit dem, womit wir gerade beschäftigt sind, und setzen uns hin.

Ich weiß: Dies ist schon das größte Hindernis: Wer hört schon mir nichts, dir nichts mit dem auf, an dem er gerade arbeitet? Fast immer haben wir ein Ziel im Auge, haben uns innerlich einen Termin gesetzt und wollen die Sache möglichst schnell zum Punkt bringen. Oder wir wollen den Fluss unserer Aktivität nicht unterbrechen. Es ist das Trägheitsgesetz. Wir denken: Nachher können wir uns ja immer noch hinsetzen. Aber bedenken Sie: Der Fluss *ist* schon unterbrochen oder er ist zumindest gestört, wenn wir emotional an etwas knabbern. Und: Werden wir uns später auch wirklich eine Pause nehmen? Vielleicht kommt dann etwas anderes, was getan werden will. Und so schieben wir es auf und kommen nicht dazu, das Gefühl sich entfalten zu lassen.

Jetzt aber ist es gerade dran! *Jetzt* ist die Chance, die Spuren dieser tiefen Verletzung aufzulösen. („Jetzt" heißt: Wenn wir merken, dass wir in einem Stress sind). Wenn wir es *jetzt* nicht tun, wird die Sache erst einmal wieder untergebuttert. Das heißt: Der Schmerz wird neu verdrängt. Denn auch einfaches Nichtbeachten ist ein Verdrängen. Die Natur, das Göttliche, hat uns durch irgendein äußeres Ereignis, eine Begegnung oder auch einen Erinnerungsimpuls gerade *jetzt* die Chance gegeben, etwas loszuwerden und dadurch zu wachsen. Wollen wir diese Gelegenheit nicht nutzen? Wir täten gut daran, denn wir wollen doch frei werden! Oder nicht? Wollen wir weiterhin diesen tiefen Knoten mit uns herumtragen, unsere Energie mit dem Verdrängen verbrauchen, statt uns frei am Leben zu freuen? Im Extremfall können diese verdrängten Verletzungen sogar unsere Gesundheit beeinträchtigen. Eigentlich nicht nur im Extremfall; sondern sie tun es *immer*! Wenn sie sich auch, je nach Konstitution, nicht immer gleich als Krankheit äußern. Aber auf die Dauer nagen sie doch an unserem Wohlbefinden und an unserem Glück. Kurz, es ist eigentlich sehr, sehr wichtig, dass wir diese Altlasten endlich mal entsorgen.

Die Chancen zu so etwas sind nicht immer gleich groß. Wir können naturgemäß nicht all unsere tiefen Verwundungen auf einmal lösen. Dazu sind es viel zu viele und viel zu schmerzhafte. Wenn unser gesamter Schmerz sich auf einmal lösen würde..., das könnten wir nicht aushalten. Wir würden sterben. Es kann nur Stück für Stück gehen. Happen für Happen. Ja, aber welchen Happen nehmen wir zuerst? Und wie viel auf einmal? In allen Therapien ist dies ein Punkt, der vom Therapeuten überlegt werden muss. Und da kann er Fehler machen. Es kann zu viel auf einmal in Angriff genommen werden. Oder etwas, was eigentlich noch zu tief liegt. Beim „Heilenden Wahrnehmen" gibt es diese Probleme nicht. Wir überlassen alles der Natur, dem Kosmos, Gott... In jedem Moment wird die Natur *das* an die Oberfläche bringen, was gerade dran ist, was am dichtesten an der Oberfläche liegt oder wie man es auch ausdrücken mag. Das Kosmische Bewusstsein wird es schon richten. Wir werden immer mit *den*

Menschen zusammenkommen, die genau *den* Stress hervorkitzeln, der gerade dran ist; die die Wunde anpieken, die jetzt bereit ist zu heilen. Man sagt dann: Jemand drückt meine Knöpfe. Es sind immer die richtigen Knöpfe für diesen Augenblick. Und es sind niemals zu viele Knöpfe auf einmal.

Und wenn gerade niemand da ist, der die richtigen Knöpfe drücken kann, so kommt vielleicht eine Erinnerung von allein hoch. Oder angeregt durch ein Buch, eine Zeitungsmeldung oder so etwas. Die Natur organisiert unsere Evolution auf perfekte Weise. Deswegen ist es gut, *wenn* etwas an die Oberfläche gekommen ist, es *dann* auch gleich zu „bearbeiten", sich Zeit dafür zu nehmen.

Allerdings brauchen wir auch nicht in Panik zu geraten, wenn wirklich keine Zeit ist oder wenn wir es aus Trägheit verpasst haben. Denn „alles muss raus" – wie beim Ausverkauf! Der Kosmos, unser höchstes Selbst, will, dass wir schlussendlich frei werden, leer von Beschränkungen. Er will, dass wir größere Aufgaben übernehmen können, als uns mit alten Verletzungen abzumühen und durch sie begrenzen zu lassen. Es werden also immer wieder neue Gelegenheiten auftauchen, die alten Verhärtungen sich lösen zu lassen. Aber warum nicht jetzt gleich?

Das war also das Erste: Sofort Zeit nehmen, alles andere ruhen lassen, am besten hinsetzen... und fühlen!

Wenn wir uns jetzt dazu bereit gefunden haben, stellt sich meist eine weitere Hürde: unsere Ungeduld. Wenn wir so dasitzen und das wahrnehmen, was sich da im Emotionalkörper tut, dann kann manchmal eine heftige Unruhe hochkommen.

Intellektualisiert durch Gedanken wie: Was tu ich hier eigentlich? Vergeude ich nicht meine Zeit? Müssten jetzt nicht die Blumen gegossen werden? Ach, ich muss ja unbedingt Peter anrufen! usw. usw. Wenn man so will, könnte man das als die Stimmen des inneren Widersachers bezeichnen. Es gibt einen Teil in uns, der uns an unserer eigenen Evolution hindern will, der nicht will, dass wir frei werden, der will, dass wir im alten Trott weitermachen. Es scheint so etwas in uns zu geben. Ob es von außen kommt oder von innen – darüber brauchen wir hier nicht zu spekulieren. Aber die Erfahrung ist häufig so, als gebe es da eine hindernde Instanz.

Hier ist jetzt Ausdauer gefragt. Wenn Sie wissen, dass diese Ungeduld ein allbekanntes Phänomen ist, schaffen Sie es vielleicht eher dranzubleiben. Vielleicht gelingt es Ihnen, den Widerstand einfach zu überspielen (falls er da ist). Aber es gibt auch einen Trick … Leider wird es jetzt etwas kompliziert, aber mit dem inneren „Widersacher" müssen wir nun mal etwas intelligent umgehen: Was wir in unserer Situation tun können, ist, *erst einmal den Widerstand selbst* zu behandeln. Wir lassen also das eigentliche Problem, weswegen wir uns hingesetzt haben, vorübergehend ruhen, lassen es beiseite und wenden uns dem Gefühl der Ungeduld oder der Lustlosigkeit selbst zu. Denn auch diese Ungeduld ist ja ein Gefühl. Ebenso diese plötzliche Dringlichkeit, jemanden anrufen zu müssen – weil wir es sonst vergessen könnten usw. usw. Hinter all diesen Gedanken, die uns jetzt kommen, steht immer ein Gefühl. Jeder Gedanke hat ein Gefühl als Energielieferanten, der diese Gedanken in Bewegung setzt. Ohne Gefühl (normalerweise) kein Gedanke.

Also, sehr wichtig: Wenn wir uns hingesetzt haben und nun in aller Ruhe und Ausführlichkeit unseren Schmerz und unsere Wut oder was auch immer „bearbeiten" wollen – und dann kommen plötzlich die wildesten Gedanken, dass wir gerade jetzt ja gar keine Zeit dazu haben –, dann möglichst nicht aufspringen. Krampfhaft sitzen bleiben ist allerdings auch nicht ganz ideal. Denn da würden wir ja einen großen Teil unserer kostbaren Energie hineinstecken. Wir würden immer wieder abgelenkt und könnten uns nicht richtig entspannt in unser Problem hineinfallen lassen. Wenn der Impuls aufzustehen zu stark wird, hilft es leider nichts: Jetzt ist es besser, die Unruhe selbst zu fühlen oder den Widerstand, die Unlust oder die Sorge (z.B., dass wir etwas anderes verpassen könnten) oder was auch immer uns abhalten will.

Es ist oft allerdings nicht einfach, das Gefühl des Widerstandes zu fassen zu bekommen. Der Widerstand versteckt sich. Es ist kein großes Gefühl wie etwa Wut oder Angst. Es ist eine ganz subtile Spannung, gar nicht so leicht zu entdecken: vielleicht ein kleiner Unwille, ein Teil unseres trotzigen inneren Kindes, das einfach nicht will, was man von ihm verlangt, oder das sich vielleicht gar nicht entwickeln *will*. Oder es ist eine feine Angst, den Schmerz wirklich loszulassen. Vielleicht wollen wir ihn noch etwas behalten. Das gibt es! Vielleicht haben wir uns z.B. in unserer Partnerschaft an gegenseitige Verletzungen gewöhnt. Sie sind Teil einer Struktur, die uns Geborgenheit gibt. Wir wollen gar nicht aus diesem Ehe-Spiel heraus. Wir wollen gar nicht frei werden. An der Oberfläche jedoch schiebt der Verstand vielleicht irgendwelche anderen Gründe vor, wie: Wir müssen jetzt unbedingt jemanden anrufen oder aufräumen usw.

Darum: Es ist meist zwecklos und nicht notwendig, den wahren Grund des Widerstandes ausfindig machen zu wollen. Viel zu kompliziert. Stattdessen: Wenn dieser Impuls kommt, jetzt aufzuspringen, dann … ja was? Einfach den Körper fühlen. Am besten die Herzgegend. Denn fast alle Gefühle sitzen in diesem Bereich.

Dabei ist wichtig zu verstehen, dass überhaupt alle Gefühle auch im Körper zu lokalisieren sind. Alle Gefühle *sind* etwas Körperliches, sie sind Vorgänge im subtilen Körper, aber auch im groben Körper. Darauf komme ich später noch. Vorerst brauchen wir nur zu wissen, dass es ausreicht, das Herz zu spüren und einfach wahrzunehmen, was da abläuft. Dann werden wir höchstwahrscheinlich auf den inneren Widerstand treffen. Und wenn wir ihn eine Zeitlang wahrgenommen und geliebt haben, wird er Platz machen. Dann können wir wieder an das Eigentliche gehen, weswegen wir uns hingesetzt haben.

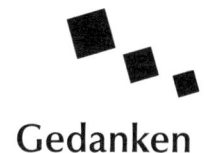

Gedanken

Viele sagen: Wenn ich versuche, mich auf meine Gefühle zu konzentrieren, kommen immer wieder andere Gedanken dazwischen und lenken mich ab. Dazu erstens: Heilendes Wahrnehmen ist kein Konzentrieren. Konzentrieren klingt nach Anstrengung und ist es auch. Jede Anstrengung kann nur vorübergehenden Effekt haben. Letztlich stärkt es das Ego. Und das Ego bringt neue Probleme mit sich, neue Begrenzungen. Wir wollen aber doch frei werden! Heilendes Wahrnehmen ist *anstrengungslose* Aufmerksamkeit.

Also Gedanken. Was für Gedanken? Hängen sie mit dem schmerzenden Gefühl zusammen oder sind es ganz andere Gedanken? Wenn es andere Gedanken sind, dann scheint unser Gefühl gar nicht mehr so dominierend zu sein. Denn ein starker, überwältigender Schmerz, z.B., wird doch die Aufmerksamkeit automatisch auf sich ziehen! Also offensichtlich haben wir schon einiges geschafft. Das Gefühl ist nicht mehr so belastend – es können sogar schon andere Gedanken hochkommen. Also kein Problem!

Vielleicht haben Sie sich aber vorgenommen, ein Gefühl richtig gründlich zu bearbeiten. Selbst wenn es nur noch milde ist, wollen Sie es bis zur Wurzel ausrotten. Oder zumindest diesen Teil des Knotens lösen, der sich gerade gezeigt hat. Okay. Das ist keine schlechte Idee. In solch einer Situation kann es natürlich passieren, dass ich abgelenkt werde. Einfach, weil das Gefühl selbst nicht mehr so immens interessant ist. Was ich dann tue, ist: ganz ruhig, ohne Hast und ohne Anstrengung wieder zu dem Gefühl zurückkommen. Und wenn ich erneut abgelenkt werde – wieder zu dem Gefühl zurückgehen usw. Ganz einfach. Nur nicht sich übel nehmen, dass man wieder unkonzentriert war!

Es kann natürlich auch sein, dass es ein „böser" innerer Widerstand ist, der mich vom Eigentlichen wegholen und mich mit anderen – vielleicht angenehmeren – Gedanken ablenken will. Möglich. Aber auch dann: Nicht auf den Widerstand böse werden. Es ist alles so, wie es nun einmal ist. Wir müssen mit unserer Natur leben. Wir können nur davon ausgehen, was ist. Auch hier gilt jetzt: ganz einfach und ruhig wieder zu dem Gefühl zurückkommen.

Jetzt aber der andere Fall: Ich bin in Gedanken verfangen, die tatsächlich mit dem schmerzenden Gefühl zusammenhängen. Ja, das ist normal. Der Schmerz ist im Allgemeinen nicht einfach so da, als ein klar definiertes, wohl umgrenztes Gefühl, sondern er ist verquickt mit einer Geschichte. Und zwar meist einer aktuellen Geschichte: Mein Freund hat mich verletzt, mein Kind hat sich lieblos gezeigt oder was auch immer. Diese Geschichte ist es, so glauben wir, die uns beschäftigt. Unsere Gedanken kreisen darum, immer wieder rufen wir uns die Begebenheit ins Gedächtnis, immer wieder argumentieren wir innerlich mit dem anderen und versuchen ihn von seinem Unrecht zu überzeugen… Es nimmt kein Ende. Der Motor aber hinter all dieser geistigen Turbulenz ist das Gefühl, in unserem Fall das Gefühl des Schmerzes. Manchmal ist uns gar nicht klar, was hinter diesen wiederkehrenden Gedanken steht. Sie sind so übermächtig, dass das Gefühl fast verdrängt wird. Und doch ist es da. Es ist ein gewaltiges Gefühl; gerade deshalb kann es die Gedanken so stundenlang in Gang halten.

Das Gefühl ist da. Das nächste, was wir verstehen müssen, ist: Das Ereignis ist niemals die *Ursache* des Gefühls, obwohl wir es glauben. Ein äußeres Ereignis kann nicht die Ursache eines inneren Gefühls sein. Beide gehören zu verschiedenen Seinsebenen. Das Ereignis gehört zur äußeren, materiellen Welt: Da waren gewisse Körperbewegungen des anderen, Klangwellen kamen an mein Ohr usw. So etwas kann niemals einen seelischen Schmerz erzeugen. Seelischer Schmerz gehört zur Seele, also zur Welt des Geistes. Eine Kausalverbindung zwischen den beiden kann es nicht geben. Woher kommt dann also unser Schmerz? Er kommt aus uns. Aus unserer Seele. Ja, und warum eigentlich? Gute Frage! Wäre er vielleicht gar nicht nötig? Das können wir später diskutieren. Auf jeden Fall bin „ich" – wer auch immer das sein mag – der Produzent des Schmerzes. Anders kann es nicht sein.

Und warum mache ich das eigentlich? Nun, das gehört zu meiner Natur. Wie gesagt, der Mensch ist ein soziales Wesen. Ohne die anderen können wir nicht leben. Unser psychischer Apparat ist auf das Zusammenleben hin angelegt. Schmerz ist ein inneres Signal, z.B. dafür, dass in einer Situation keine Liebe herrscht, dass wir aus der Einheit herausgefallen sind.

Unsere Natur reagiert mit Schmerz. Und das ist fürs Überleben und für die Evolution der Menschheit sehr sinnvoll. Aber wir müssen uns klar sein, dass wir selbst es sind, die diesen Schmerz erzeugen. Der Schmerz ist keine *Kausalwirkung*, sondern eine *Reaktion* unserer Natur.

Und diese Reaktion muss nicht einmal zwangsläufig so sein, wie sie ist. Denn sie hängt von unserer eigenen seelischen Struktur ab. Es hängt von uns ab, wie wir die Klangwellen, die an unser Ohr treffen, interpretieren. Ein anderer würde die Schallwellen wahrscheinlich anders interpretieren. Ein Ausländer natürlich sowieso. Aber auch jemand, der dieselbe Sprache spricht und aus derselben Kultur kommt: Für jeden haben die Worte einen leicht verschiedenen Sinn, je nach Familie, Erziehung, früheren Erfahrungen usw. Vor allem die Erfahrungen: Im Lichte seiner früheren Erlebnisse interpretiert jeder die Ereignisse auf seine Weise. Bin ich früher schon einmal verraten worden, so kommt dieser alte Schmerz vielleicht jetzt durch ein analoges Erlebnis an die Oberfläche. Und deswegen sind wir viel mehr verletzt als jemand, der niemals eine ähnliche Erfahrung hatte.

Wir müssen sogar noch einen Schritt weitergehen: Der jetzige Schmerz hängt nur zu einem sehr kleinen Teil von der momentanen Situation ab. Im Allgemeinen ist die jetzige Begebenheit nur der Auslöser dafür, dass eine alte Verletzung wieder aufgebrochen wird. Ich hatte oben schon angedeutet: Letztlich wird es vom Kosmos bzw. unserer eigenen Seele so organisiert, dass wir immer wieder in Beziehungen und Situationen geraten, wo alte Wunden aktiviert – und dann geheilt werden können. Dafür sind diese Erlebnisse da. Es ist also genau anders herum, als man gemeinhin denkt: Ich bin nicht verletzt, *weil* er mich verraten hat. Sondern eine entsprechende alte, tief sitzende Wunde hat mich dazu geführt, dass ich mich in eine analoge Beziehung begebe, wo ich wieder verraten werde und wo diese Wunde aufbrechen kann. Warum „ich" – mein höheres Selbst nämlich – das tue, habe ich schon gesagt: Meine Seele will, dass ich von dieser Altlast frei werden soll. *Ich* will es. Und da sich so eine alte Sache nicht einfach so aus dem Blauen auflöst, suche ich nun einen Auslöser, der das Alte an die Oberfläche bringen kann – so dass es heilen kann. Und es heilt tatsächlich; insbesondere, wenn ich es richtig anstelle! Und darum geht es ja in diesem Buch.

Wenn wir das verstanden haben, fällt es uns auch leichter, die Gedanken, die uns so verfolgen, wirklich mal beiseite zu lassen. Denn nun wissen wir: Die Inhalte und die ganzen inneren Argumente haben mit dem Eigentlichen, um das es hier geht, nur sehr wenig zu tun. Es geht nicht um die Tatsache; es geht nicht darum, wer Recht hat und wer nicht. Es geht um unseren Schmerz als solchen. Der will und kann jetzt geheilt werden. Er *muss* eines Tages geheilt werden. Wenn nicht dieses Mal, dann später. Dann werden wir uns eines schönen Tages wieder eine ähnliche Situation heranziehen, uns einen ähnlichen Partner suchen usw. Warum also nicht gleich? Das wissen wir jetzt, und darum sind wir doch wohl etwas eher bereit, uns mal dem Schmerz als solchem zuzuwenden und die Gedanken zurückzulassen. Oder?

Dabei brauchen wir die Gedanken gar nicht einmal zu verdrängen. Das wäre nicht schön; und es wäre anstrengend. Das wollen wir doch nicht. Wir sind doch auf einem spirituellen Weg und wissen allmählich, dass Anstrengung letztlich nicht viel bringt. Denn Anstrengung kommt aus dem Ich, dem Ego.

Und selbst, wenn die Bemühung erfolgreich ist – und gerade dann –, führt das dazu, dass das Ego sich den Bauch klopft und dass es stärker wird. Dann haben wir später umso mehr Ärger, das derart gestärkte Ego wieder loszuwerden – damit wir schließlich in die Hingabe an den Kosmos, an das Göttliche, gelangen.

Also: Wir verdrängen die Gedanken nicht, wir schieben die Geschichte nicht zur Seite. Wir lassen die Argumente weiter rasseln. Sollen sie ruhig. Was wir tun, ist nur: Wir verschieben unsere Blickrichtung ein ganz klein wenig. Weg von der Geschichte, hin zu dem Schmerz als solchem.

Oder noch besser: Nicht „weg", sondern *hin* zu dem Gefühl. Denn „weg" bedeutet doch einen Hauch von Ablehnung, einen Hauch von Widerstand und damit Anstrengung. Aber das wollen wir doch nicht. Denn wir wissen: Widerstand stärkt genau das, gegen das er sich wendet. Wir würden also eine subtile Tendenz verstärken, bei den Gedanken zu bleiben. Und selbst wenn wir es schaffen sollten, die Gedanken zu verlassen, so wird die „Denksucht" im Hintergrund immer nur wieder stärker werden, und die Gedanken werden über kurz oder lang wieder in den Vordergrund kommen.

Das Wegwenden ist also nicht der ideale Weg. Das Hinwenden schon eher. Aber das allerbeste Hinwenden ist immer dasjenige, bei dem wir nichts verlassen. Stellen Sie sich vor, Sie sind auf einer Party und in einem Gespräch mit einer Person. Jetzt kommt ein anderer hinzu, mit dem Sie auch gerne sprechen wollen – was tun Sie? Wenn Sie sich jetzt einfach zu ihm hindrehen und mit ihm sprechen – was passiert dann? Ihr erster Partner fühlt sich ganz leicht vernachlässigt und unterschwellig verletzt, nicht wahr? (Jedenfalls, wenn er sich gerne mit Ihnen unterhalten hat.) Was tut die geschickte Frau? Sie bezieht den Neuen in das Gespräch ein oder nimmt ein neues Thema auf, an dem beide beteiligt sind. So fühlt sich der erste Partner nicht vernachlässigt.

Und so machen wir es auch mit den Gedanken. Wir *lassen* sie – sehr wichtig! Nur wenden wir uns *zusätzlich* auch dem Gefühl zu – bzw. dem Körper, falls das Gefühl als solches nicht klar erkennbar ist.

> Wer jetzt sagt: „Aber dieses Hinwenden ist doch auch schon eine Tätigkeit und damit eine Art Anstrengung des Ich!", der hat recht. Ja, es ist eine minimale Anstrengung. Aber so klein, wie wenn wir die Augen von links nach rechts bewegen. Und noch weniger, denn hier ist es ja nur die Aufmerksamkeit, also Bewusstsein, was wir verlagern. Und irgendwo muss die Aufmerksamkeit ja sowieso sein. Warum dann nicht auch noch auf dem Schmerz? Es ist eine anstrengungslose Anstrengung. Und das Ego wird dadurch kaum gestärkt; zumal wenn wir uns danach ganz auf die Erfahrung einlassen und uns ihr hingeben.

Also, wir verlagern den Schwerpunkt: Wir lassen die Geschichte Geschichte sein und beziehen das Gefühl als solches mit ein. Das klingt einfach – oder etwa nicht? Nun, viele werden feststellen, dass es manchmal doch nicht so ganz leicht ist. Aus verschiedenen Gründen. Das erste ist: Ein gewisses Angstgefühl will uns davon abhalten, die Gedanken zu vernachlässigen. Kennen Sie das? Angenommen, uns beschäftigt ein heftiger Streit mit unserem Partner, in dem es um Recht und Unrecht ging. Bevor wir uns jetzt dem – quasi körperlichen – Schmerz darüber zuwenden und damit die Gedanken wohl oder übel etwas verlassen, wollen wir doch lieber schnell unsere Argumente noch klarer und überzeugender formulieren, um uns zu beweisen, dass der andere definitiv im Unrecht ist. Und das, obwohl wir unsere Rechtfertigungen meist schon Dutzende von Malen im Innern wiederholt haben! Aber wir haben ein nagendes Schuldgefühl noch nicht ganz zum Schweigen gebracht. Und Schuldgefühl ist doch etwas sehr Unangenehmes. Und wer weiß, ob es nicht doch irgendwo einen strafenden Gott gibt. Zwar haben wir seit Jahren immer wieder in spirituellen Büchern gelesen, dass Gott gar nicht ärgerlich sein kann, dass er nicht strafen will, sondern nur Liebe ist. Aber wer weiß: In der Kindheit haben wir es doch anders gehört; und all diese Channel-Medien und weisen Frauen sind doch vielleicht nicht unfehlbar. Also besser wäre es schon, wenn ich mir und aller Welt endgültig und definitiv beweisen könnte, dass auf meiner Seite nun absolut keine Schuld liegt! Also möchte ich die Argumente schnell noch mal wiederholen… und dann kann ich mich ja meinetwegen dem Schmerz selbst zuwenden.

Und so muss ich innerlich weiter argumentieren… bis zur Erschöpfung. Es sollte uns klar sein: Wir kommen nicht an ein Ende. Es wäre viel, viel besser, wir würden jetzt mal einen Schnitt oder zumindest eine Pause machen und die „Tatsachen" vorläufig ruhen lassen. Warum nicht jetzt gleich? Später können wir ja weitere Argumente auffahren.

Es ist nicht nur das Bedürfnis, Schuldgefühle zu vermeiden, was unser Denken fast zwanghaft bei der Geschichte festhält. Etwas anderes ist z.B. unser Bedürfnis, Recht haben zu wollen. Hierbei geht es um das Gewinnen. Wir wollen immer oben auf sein, als Sieger aus dem Gefecht hervorgehen. Deswegen müssen wir innerlich so lange argumentieren, bis es wirklich klar ist, dass die Wahrheit auf unserer Seite ist.

Ein anderes tiefes Bedürfnis ist, dass die Welt wohlgeordnet sein möge und dass alle anderen, wie wir selbst ja auch, daran mitarbeiten. Wir können es schlecht aushalten, dass irgendetwas nicht so ist, wie es doch sein sollte, wie es gerecht wäre, wie es anständig wäre, gesetzmäßig usw. Und es ist ein totaler Schmerz, dass der andere die Sache so falsch sieht und nicht bereit ist, sich der kosmischen Ordnung – natürlich, wie *wir* sie sehen und „wissen" – unterzuordnen. Deswegen müssen wir innerlich immer wieder auf ihn einreden. Zunächst mal natürlich nur in unserer Vorstellung, aber das tun wir ja zur Übung, damit wir ihm bei nächster Gelegenheit vortragen können, was ihn endlich zur Vernunft bringen wird, wie wir hoffen.

Und dabei würden wir feststellen: Wenn wir es einmal geschafft haben sollten, das Gefühl eine Zeitlang anzuschauen, so dass es sich auflösen konnte, so würden wir danach gar kein Interesse mehr haben, die Tatsachen wieder aufzurollen. Sie erscheinen dann in einem völlig anderen Licht. Oder sie sind völlig uninteressant geworden. Wenn sich das Gefühl geändert hat, hat sich damit die Welt geändert. Denn es gibt keine objektive Welt. Es gibt nur eine Welt, wie wir sie *sehen*. Und wir sehen sie immer durch die Brille unserer Gefühle. Andere Gefühle – andere Welt. Entspannte Gefühlssituation – eine entspannte Welt. Dann erscheint der andere plötzlich nicht mehr so dickköpfig. Und selbst wenn: Es ist mir egal. Er ist halt, wie er ist. Warum soll *ich* so dickköpfig sein, ihn genauso denken zu lassen, wie ich es für richtig halte? Es ist nicht mehr nötig, völlige Klarheit zu schaffen. Der Verstand hat plötzlich kein Interesse daran, die absolute kosmische Ordnung herzustellen. Das Denken ist frei, sich kreativeren Dingen zuzuwenden, als jemand anderen oder sich selbst von etwas zu überzeugen.

Das ist schön. Und vor allem: Die Beziehung ist erst einmal wieder gerettet. Ich kann den anderen wieder entspannt sehen. Die Liebe kann wieder durchkommen. Es kann weitergehen. Wir können wieder Freude zusammen haben.

Der Verstand hatte uns also gar nicht wirklich geholfen – obwohl er es uns zu suggerieren versuchte. Der Verstand – wir tun hier einmal so, als gäbe es eine solche Entität wirklich – will uns immer glauben machen, dass wir ihn brauchen: Ohne ihn könnten wir die Welt ja gar nicht bewältigen. Er ist es doch, der die nötige Klarheit schafft. Er ist es, der uns Sicherheit gibt. Ohne ihn wären wir verloren. Deswegen: Nur nicht aufhören zu denken. Dann bräche ja unsere ganze Ordnung, ja, unser Leben zusammen. Das will uns der Verstand suggerieren. Deswegen: Wenn wir drauf und dran sind, ihn seitwärts liegen zu lassen, entsteht eine Art Panik. Und dann sagt der Verstand sofort: Siehst du, wie schlecht es dir geht, wenn du mich verlässt? Bleib lieber bei mir und lass uns die Sache klar kriegen.

Es ist wirklich so, als sei der Verstand eine unabhängige Instanz, eine Entität, die uns immer wieder ihre eigene Notwendigkeit und Wichtigkeit zu beweisen versucht. In Wirklichkeit gibt es so etwas wie „den Verstand" gar nicht. Es gibt nur Denken, es gibt nur Gedanken. Denken ist eine Hilfsaktivität, die wir in Gang setzen, um irgendein Bedürfnis besser befriedigen zu können. In diesem Fall ist es das Bedürfnis, uns Sicherheit zu geben, unsere Existenzangst loszuwerden oder unsere Wut, unseren Schmerz. Die Hilfsaktivität „des Verstandes" kann uns im Handeln sehr nützlich sein, wenn es darum geht, etwas zu organisieren, etwas zu planen usw. Aber sie nützt uns wenig, wenn es darum geht, zu ermitteln, was kosmisch richtig ist; was die letzte Wahrheit in einer zwischenmenschlichen Situation ist. Der Verstand kann uns nicht helfen, unsere Angst loszuwerden, unseren Schmerz oder unsere Wut. Dazu ist diese Fähigkeit des Denkens nicht gemacht. Der Verstand maßt sich hier etwas an, was nicht seine Sache ist.

Aber diese Gewohnheit, alles durch Denken lösen zu wollen, ist tief in uns verankert. Diese Angst, die Welt nicht mehr im Griff zu haben, wenn wir mit dem Denken aufhören sollten, ist schwer loszuwerden. Und so kostet es in der Tat einigen Mut, das Denken mal beiseite zu lassen und sich ganz dem Gefühl zuzuwenden. Mut, das ist es, was wir in dieser Situation brauchen. Mut ist bekanntlich, dass man trotz Angst handelt. Akzeptieren Sie also mal diese leichte Angst, dieses Gefühl der Ungesichertheit, dass die Situation noch nicht völlig geklärt ist. Lassen Sie all das beiseite und werfen Sie sich in den Schmerz selbst hinein. Es lohnt sich.

Wenn Ihnen dieses momentane Vertrauen nicht möglich sein sollte, gibt es hier als kleine Hilfe wieder denselben Trick, den ich oben schon in ähnlichem Zusammenhang erwähnt habe: Wenden Sie sich zunächst einmal der Angst selbst zu; dieser subtilen Angst, die Tatsachenfrage ungeklärt zurücklassen zu müssen. Fühlen Sie die Angst eine Zeitlang, bis sie schwächer geworden ist. Dann können Sie sich dem Eigentlichen zuwenden, nämlich dem Schmerz, an dem wir gerade sind.

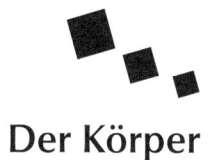

Der Körper

Nur eine leichte Verschiebung der Aufmerksamkeit; kein Verdrängen der Gedanken. Nur eine Verlagerung des Schwerpunktes. Hin zum Gefühl, hin zum Körper. – Wieso Körper? Wie ich oben schon sagte: Jedes Gefühl ist immer auch etwas Körperliches. Und zwar in zweierlei Hinsicht. Erstens gibt es so etwas wie den Emotionalkörper, man spricht auch von dem Astralkörper. Das ist ein subtilerer Körper, der einigermaßen ausdehnungsgleich in unserem groben Körper wohnt. Dieser feinstoffliche Körper ist es, nebenbei, der den groben Körper beim Tod verlässt. Das ist es ja, was man Tod nennt.

Deswegen sitzen auch die Schmerzen aus vergangenen Leben noch in uns, denn wir bringen ja unseren alten Emotional-körper jeweils wieder in das neue Leben mit, und damit auch die Erinnerungen an die alten Schmerzen. Der subtile Körper hat ein „Gedächtnis", und zwar leider ein sehr gutes. Diese tief versteckten Gedächtnisinhalte sind die Knoten oder auch die oben erwähnten „Atombomben", die da in uns ruhen und unser Leben aus der Tiefe belasten, die uns nicht frei genie-ßen lassen – und die bei entsprechenden Anlässen plötzlich in die Luft gehen. Sie sind z.B. die Ursache des Schmerzes, der hochkommt, wenn uns in diesem Leben jemand verletzt. Dieses „Hochkommen" ist, wie gesagt, der Anfang der Heilung.

Während des Lebens ist der feinstoffliche Körper ganz eng mit dem materiellen Körper verbunden. Die Bewegungen und Aktivitäten in diesem feinstofflichen Körper, auch Emotionalkörper genannt – das sind unsere Gefühle. Also, auch der seelische Schmerz ist etwas Körperliches, feinstofflich körperlich nämlich.

Aber er ist noch in einer zweiten Hinsicht körperlich. Unser Emotionalkörper und unser grober Körper sind nämlich sehr eng miteinander verquickt. Und das ist gut und wichtig. Man sagt: Je besser die beiden verbunden sind, desto „integrierter" sind wir. Desto „geerdeter" sind wir, desto mehr stehen wir mit beiden Beinen im Leben. Unabhängig davon, wie wertvoll dies für unseren Erfolg und unsere Zufriedenheit im Leben ist: Diese Verbindung ist absolut notwendig für die Evolution unserer Seele. Diese hat sich ja dieses Leben in der Materie ausgesucht, damit sie gerade *durch* die Verbindung mit der Materie Erfahrungen machen kann. Sie will hier etwas lernen, was sie sonst, ohne den Zusammenhang mit dem Körper, nicht lernen könnte. Oder jedenfalls bei weitem nicht so schnell und dauerhaft. Und gerade dazu ist es notwendig, dass sie sich voll in die Materie hineinbegibt. Die Verbindung mit dem groben Körper soll ihr auch die Möglichkeit geben, alte Verhärtungen in ihren feineren Körpern an die Oberfläche zu bringen. Ohne die Begegnungen im Groben würden die ganz tiefen Verletzungen nur schwer spürbar werden. Wir brauchen also den Körper, um vielleicht Jahrtausende alte Wunden zu spüren, zu verarbeiten und dadurch zu heilen.

Und daher ist es so eingerichtet – hat die Seele selbst es so gewollt –, dass wir die seelischen Schmerzen auch in unserem groben Körper lokalisieren können. Das hilft uns sehr, den Schmerz bzw. alle alten Verknotungen zu fühlen.

Wir werden feststellen, dass die Gefühle sehr häufig im Bereich unseres Herzens zu spüren sind. Nicht immer, aber doch vorwiegend. Wo auch immer das Zentrum des Schmerzes bzw. des Gefühls sein mag – wir können diese „Verräumlichung" nutzen, um uns leichter diesem Phänomen hinzugeben. Ein Trick also, um das Gefühl selbst wirklich zu fühlen und uns von den Gedanken, der Geschichte zu lösen, ist z.B., die Hand auf die Herzgegend zu legen oder wo auch immer das Zentrum des Schmerzes sein mag. Dadurch wird unsere Aufmerksamkeit automatisch auf den Körper konzentriert und auf den körperlichen Ausdruck des Schmerzes. Das hilft uns, nicht durch die Gedanken abgelenkt zu werden und durch den Zwang, die Sache intellektuell klären zu wollen. Also, das Bisherige auf eine Formel gebracht: Hinsetzen, „Hand aufs Herz" und wahrnehmen, was „unter der Hand" abläuft. Und dann dabeibleiben: Wenn wieder Gedanken kommen, ganz leicht zu dem Gefühl zurückkommen.

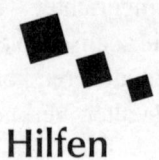

Hilfen

Jetzt gibt es noch einige Mittel, die Heilung durch das Fühlen zu beschleunigen. Einige Vorstellungen und Autosuggestionen: Mir persönlich gefällt immer der Begriff des „Erforschens". Ich meine damit Folgendes: Es hilft, wenn wir mit der Intention an die Sache herangehen: Ich möchte jetzt mal wirklich sehen: Was ist eigentlich Schmerz, was ist insbesondere *dieser* Schmerz? Was ist das überhaupt für ein Phänomen? Vielleicht werden wir feststellen, dass wir gar nicht genau definieren können, was der Unterschied von Schmerz und irgendeiner anderen Wahrnehmung ist. Wenn ich eine rote Farbe wahrnehme, so ist das ein Phänomen, ein neutrales meist. Okay, was ist demgegenüber Schmerz, also etwas, was ich im Allgemeinen ablehne und nicht mag? Wenn ich so den Schmerz ganz genau betrachte, wie ein Wissenschaftler quasi, merke ich, dass es mir schwerfällt, den prinzipiellen Unterschied von Schmerz und irgendeiner anderen Erfahrung zu bestimmen. Es kommt eine Art Neutralität auf, ein Abstand. Damit verringert sich, jedenfalls in dem Moment, sofort schon mal das Leiden. Wenn ich etwas interessiert erforsche, verschwindet der Widerstand dagegen. Und ich hatte ja oben schon erwähnt, dass Leiden im

Wesentlichen durch unseren Widerstand entsteht. Schmerz allein ist noch nicht Leiden. Leiden ist die Anspannung des Nicht-Wollens. Leiden *ist* Widerstand, und Widerstand *ist* Leiden. Wenn wir den Widerstand aufgeben, weil wir hier ein interessantes Phänomen untersuchen wollen, hört das Leiden erst einmal auf. Manchmal kann es uns gelingen – in der Anfangszeit eher dann, wenn der Schmerz nicht allzu stark ist – dass wir beginnen, den Schmerz zu genießen. Wir genießen ja auch die Reise in ein neues Land, selbst wenn es furchtbar heiß und staubig ist und die Fahrt selbst anstrengend sein sollte – eben weil es etwas Neues, Ungewöhnliches, Interessantes ist. Es hebt uns heraus aus der normalen, ermüdenden Routine des Alltags. Und so kann es auch mit der starken und intensiven Erfahrung eines seelischen Schmerzes sein. Auch er befreit uns quasi aus dem normalen Alltagsleben. Aber all das nur, wenn wir uns nicht dagegen wehren. Um die Sache so erfahren zu können, brauchen wir allerdings meist etwas Übung. Wir sind so daran gewöhnt, einen Schmerz sofort als negativ abzulehnen, dass es uns schwerfällt, uns forschend und interessiert auf ihn einzulassen. Aber probieren Sie es aus. Gleich bei der ersten Gelegenheit.

Sie haben gemerkt, dass für den seelischen Schmerz dieselben Gesetze gelten wie für den körperlichen. Der Unterschied ist, wie gesagt, sowieso nicht so groß, da auch jeder seelische Schmerz in gewisser Weise körperlich ist. Einerseits, weil er eine Art Anspannung im *feinstofflichen Körper* ist; und zweitens, weil er sich auch meist physiologisch manifestiert, also grob-körperlich. Das können wir feststellen, wenn wir genau hingucken.

Und wenn wir es schaffen, uns wirklich voll auf den Schmerz einzulassen und uns ihm hinzugeben, hundertprozentig, dann können wir sogar dieselbe Erfahrung machen, die ich oben im Zusammenhang mit dem körperlichen Schmerz erwähnte: Es kommt eine Freude auf! Anfangs vielleicht nur ganz zart und auf einer sehr tiefen Ebene. Dann manchmal aber auch deutlich und anhaltend.

Wie kommt das? Hier noch eine weitere Vermutung: Durch unsere Hingabe, unsere Widerstandslosigkeit kommen wir in Kontakt mit unserem tiefsten, völlig entspannten Bewusstsein. Und dieses ist identisch mit dem Grund allen Seins. Das Sein, die Existenz, hat aber die Qualität von „Ananda" oder Glückseligkeit. Durch unser Loslassen und unser Einlassen stellen wir letztlich eine Verbindung mit dem Urgrund her, wir können sagen: mit Gott. Gerade die ganz intensive Erfahrung des Schmerzes kann uns zwingen und nötigen, zu dieser Ebene Zuflucht zu nehmen. Schmerz kann uns also zu einer Art Gebet hinführen. Nicht indem wir um Erlösung vom Schmerz bitten! Nein, im Gegenteil: weil wir alles akzeptieren, was ist. „Alles-was-ist" wird von vielen als ein Name für Gott gebraucht. Hingabe an alles, was ist, wird damit zur Hingabe an Gott und ist damit ein Gebet. Es ist allerdings ein nicht-dualistisches Gebet. Wir sprechen nicht zu einer jenseitigen Macht – etwa, um sie um Hilfe zu bitten. Wir sprechen überhaupt nicht, aber wir kommunizieren. Wir kommunizieren mit dem, was alles, auch diesen Schmerz, „unendlich sanft in seinen Händen hält" (Rilke). Und das gibt Frieden und lässt den Schmerz gleich weniger scharf erscheinen.

Diese Kommunikation gibt eine zarte und himmlische Freude. Und die kann sicher zur Heilung beitragen. Freude ist natürlich *das* Heilmittel für Schmerz. Ob ich es nun Freude nenne oder Frieden oder Liebe oder Gott – sicher ist: Der Urgrund allen Seins ist das, was alles ordnet und wieder in die Übereinstimmung mit der göttlichen Glückseligkeit bringt. Freude heilt, Liebe heilt. Und so werden wir feststellen: Wenn wir lange genug und tief genug in den Schmerz hineingehen, wird der Schmerz nachlassen. Und endlich sogar verschwinden. Jedenfalls *das* Stück des Schmerzes wird verschwinden, welches von der aktuellen Begebenheit gerade an die Oberfläche geholt worden ist. Denn, wie ich schon sagte: Meist kann nicht die ganze Verknotung, die vielleicht aus vielen Leben stammt, auf einmal hervorgeholt werden. Daran könnten wir sogar sterben. Es kommt meist nur ein Teilknötchen. Das aber reicht uns schon. Bei der nächsten ähnlichen Situation wird ein weiteres Teilchen kommen…, bis wir eines Tages alles gelöst und die Seele in diesem Bereich wieder geglättet haben. Dann sind wir frei – jedenfalls in diesem Bereich – und können das Leben wieder genießen. Uns halt freuen, wie es unserer eigentlichen Natur entspricht.

Jetzt wieder zurück zu den **Tricks**, welche dieses „Heilende Wahrnehmen" (des Schmerzes in unserem Fall) effektiver machen können. Da war also die innere Einstellung: interessiertes Erforschen. Genau hinschauen. Nicht wehren.

Von dem Satsang-Lehrer Samarpan hörte ich die Geschichte eines Mannes, der sich ein Vergnügen daraus machte, in einen gefährlichen Strudel im Meer hineinzuspringen. Und das, obwohl man wusste, dass schon einige Männer darin ertrunken waren. Dieser Strudel zog jeden Schwimmer mit großer Kraft in die Tiefe, so sehr man auch kämpfen mochte. Unser Mann jedoch kam immer irgendwo wieder raus. „Wie machst du das?", fragte man ihn. Er sagte: „Ich kämpfe nicht gegen den Sog an, sondern lasse mich ohne Widerstand in die Tiefe ziehen. Ich weiß: Irgendwo muss das Wasser ja hin. Es gibt einen tiefsten Punkt, und dann geht's wieder nach oben. Und mit diesem Strom komme ich dann auch irgendwo wieder raus. Diejenigen, die gegen den Strudel ankämpfen, erschöpfen sich, schlucken schließlich Wasser und ertrinken. Mir aber macht es Freude, mit dem Strom zu gehen; es ist ein irres Gefühl – ähnlich wie in einem dieser Wassertunnel im Schwimmbad, nur viel besser".

So ist es auch mit dem Strudel der Gefühle. Wenn wir uns ohne Widerstand hineinfallen lassen, kommen wir irgend-wann wieder daraus hervor – und sind ein Stück von dem Schmerz befreit. Nur *hindurch* kommen wir wieder heraus – auf der anderen Seite. Also: Dranbleiben, dabei bleiben, nicht flüchten, nicht dagegen ankämpfen! Hineinfallen lassen wie in einen Strudel.

Und jetzt noch **ein weiteres Hilfsmittel**: Wir befassen uns ja im Moment mit unangenehmen Gefühlen, also hauptsächlich mit Schmerz. Das Charakteristikum dieser Gefühle ist, dass wir sie nicht mögen, dass wir sie nicht wollen. Wir würden sie gern so schnell wie möglich loswerden. Das ist ja für uns geradezu die Definition von Schmerz. Und wenn wir den Schmerz schon nicht loswerden können, so wollen wir ihn doch möglichst gering halten. Wir wollen ihn nicht wahrneh-men, und wenn es irgend geht, drängen wir ihn in eine Ecke des Bewusstseins, so dass er uns nicht ständig quält. Gerade durch diese Maßnahmen aber verhindern wir, dass Heilung geschehen kann. Wenn wir den Schmerz heilen wollen bzw. das, was dahinter steht, müssen wir aber, das dürfte inzwischen klar sein, den Schmerz annehmen, keinen Widerstand gegen ihn leisten.

Das fällt nicht leicht. Denn der Widerstand ist uns in Fleisch und Blut übergegangen. Selbst wenn wir uns nun dazu bereit gefunden haben, den Schmerz zu fühlen, so tun wir das mit dem Hintergrundsbewusstsein, dass wir ihn ja loswerden möchten. Das merkt er aber und wehrt sich. Alles, was wir bekämpfen, wird bekanntlich stärker. Und so kann es auch hier leicht passieren. Dagegen nun gibt es einen Trick. Und der ist: Wir versuchen, den Schmerz stärker werden zu lassen! Was, noch stärker? Es reicht mir doch schon so, und stärker kann ich nicht ertragen! Doch, versuch es! Versuch, den Schmerz anwachsen zu lassen. Im Grunde heißt das: Lass dich noch mehr darein fallen, wieder z.B. wie in einen Strudel. Gib dich dem Schmerz ganz hin! Lass alle anderen Gedanken, die dich trösten oder ablenken könnten, beiseite. Sei ganz dabei. Das heißt nicht, dass wir uns jetzt pushen müssten, um den Schmerz zu verstärken. Das wäre ja wieder eine Anstrengung des Ego; und wir würden dieses dadurch stärken. Nein, es reicht, wenn wir uns einfach noch mehr hingeben – aber mit der *Vorstellung* und dem leichten Wunsch, dass der Schmerz doch bitte noch etwas stärker werden möge. Das reicht schon. Was dann im Allgemeinen passiert, ist…, dass er tatsächlich stärker wird. Gut, das wollen wir ja. Aber es tut natürlich mehr und mehr weh. Fast unerträglich manchmal. Aber seltsamerweise merken wir, dass wir es doch irgendwie aushalten können. Im Gegenteil fast: Weil wir uns ihm hingeben, bekommen wir gleichzeitig Kraft aus unserer Tiefe, aus dem göttlichen Urgrund. Ja, wie schon gesagt, es kann sogar gleichzeitig eine Art Freude aufkommen, dass wir so etwas Intensives erleben.

Und jetzt, wo wir den Schmerz wirklich zulassen, jetzt kann er wirklich heilen; jetzt haben wir die Heilkräfte des Kosmos in Gang gesetzt – durch unsere Aufmerksamkeit, also in gewisser Weise unsere Liebe. Liebe heilt. Wir werden meist merken, dass der Schmerz erst stärker wird; er wächst und wächst an wie eine Welle. Aber genau wie bei einer großen Meereswelle: Sie wächst und wächst und sinkt dann wieder. So auch hier: Der Schmerz bläst sich auf und dann fällt er in sich zusammen. Plötzlich ist er nur noch ganz klein, und wir kriegen ihn gar nicht mehr hoch, selbst wenn wir es wollten.

Das ist also der Trick. Nun gibt es noch eine weitere Hilfsvorstellung – quasi *innerhalb* dieses Tricks – (ich habe sie von Arjuna Ardagh): Fragen Sie sich: Wenn ich diesem Schmerz einen Wert auf einer *Skala* von 0 bis 10 zuordnen würde, wie stark ist er jetzt? Dabei bedeutet 10 „absolut unerträglich" und 0: „nicht mehr bemerkbar". 1 wäre also: „ganz leicht zu spüren", usw. Sagen wir mal, Sie geben dem Schmerz den Wert 5, ganz schön schlimm schon. Jetzt: Können Sie ihn stärker werden lassen? Pause. Weiter fühlen, mehr hineingehen... Nach einiger Zeit: Wie stark ist er jetzt? Na, vielleicht 7. Okay; weiter fühlen... Wie stark jetzt? 9! ... weiter hineingehen... und jetzt? 10! Also absolut unerträglich. Wirklich? Kann ich ihn nicht noch stärker werden lassen? Noch mal nachgeben und fühlen. ... Wie ist es jetzt? Vielleicht ist er dann wieder etwas zurückgegangen. Das ist okay. Was auch immer passiert, ist in Ordnung. Vielleicht geht er schon bei 5 nicht höher, sondern verschwindet. Dagegen sollten wir eigentlich nichts haben. Alles ist möglich. Auf jeden Fall haben wir uns auf diese Weise konditioniert, den Schmerz nicht abzuwehren: Insofern wir ihn geradezu *wollen*, haben wir den Widerstand aufgegeben, und der Schmerz kann sich entfalten. Und dadurch kann er wirklich heilen. (Diese Übung funktioniert übrigens wesentlich besser in einer Partnerübung oder in einer therapeutischen Situation. Darauf komme ich noch.)

Ein anderer Trick, die „Erforschung" des Schmerzes zu vertiefen, ist: Wir fragen uns: Wie kann ich diesen Schmerz (der da z.B. unter meiner Hand zu spüren ist) *beschreiben*? Hat er eine Form? Hat er eine Farbe? Ist er rund oder scharf? Ist er wie eine Stange, wie ein Ball, wie ein Kaktus? Ist er grau oder schwarz? Ist er dumpf, ist er neblig, ist er stechend? Da es sich um ein Phänomen im Feinstofflichen bzw. Seelischen handelt, sind das natürlich keine groben Farben und Formen, sondern fast mehr Assoziationen, auf jeden Fall subtile Qualitäten. Was passiert, wenn ich das mache? Ich schaue genauer hin. Ich bin mehr „interessiert". Ich lasse andere Gedanken beiseite. In sich ist es nicht von Bedeutung, wie der Schmerz aussieht, aber es hilft uns zur Konzentration auf das Wesentliche. Und damit hilft es zur „Heilenden Wahrnehmung". Vielleicht, und wahrscheinlich sogar, werden wir feststellen, dass sich die Qualität des Schmerzes nach einiger Zeit ändert. Das ist ein gutes Zeichen. Es bedeutet, dass sich der Block bewegt, dass sich der Knoten zu lösen beginnt, dass die Verhärtung aufweicht. Kurz: dass Heilung begonnen hat.

Als eine weitere Hilfsmaßnahme können wir noch den **Atem** einbeziehen. Ich meine jetzt nicht das „Hineinatmen" (z.B. in das Gefühl), von dem man manchmal spricht. Dieses Hineinatmen in den schmerzenden Bereich hat sicher seine Wirkung. Aber für mich ist es zu anstrengend. Man muss zu viel „tun", und das widerspricht dem letzten Ziel des Heilenden Wahrnehmens, wie ich es propagiere. Darauf komme ich noch. Ich schätze, die meisten würden es auf die Dauer auch wieder aufgeben, eben weil es eine subtile Mühe kostet. Wie ich den Atem vielmehr einsetzen möchte, ist: als Kontrollinstrument dafür, ob wir noch irgendwo einen *Widerstand* gegen das Gefühl haben. Jeder Widerstand ist nämlich eine subtile Anspannung. Und diese Anspannung bemerkt man sehr schnell am Atem. Insbesondere daran, ob der Atem mühelos und sanft in den Unterbauch hineinströmt.

Meine Technik ist folgende: Wenn Sie ein Gefühl „bearbeiten" wollen, setzen oder noch besser legen Sie sich hin. Legen Sie beide Hände leicht auf den Unterbauch und fühlen Sie, wie sich die Bauchdecke mit dem Atem hebt und senkt. Fühlen Sie, ob die Bauchdecke ganz weich und entspannt ist. Spüren Sie, ob da – im Atem oder im Bauch, wie man das auch sehen mag – noch irgendeine subtile Spannung ist. Wenn ja, fragen Sie sich: Kann ich diese Spannung auch noch loslassen? Weiter nichts. Nicht „krampfhaft" entspannen. Das bewirkt das Gegenteil bzw. eine noch subtilere Spannung. Einfach nur schauen und, wenn's geht, aufhören, sich anzuspannen. Wenn's nicht geht – einfach lassen. Wenn der Atem und der Bauch entspannt sind, dann kann ich kaum noch einen Widerstand gegen irgendetwas aufbringen, auch nicht gegen mein eigenes Gefühl. Das ermöglicht mir *dann*, mich dem Gefühl ohne innere Abwehr zuzuwenden – die Voraussetzung für eine effektive Heilung.

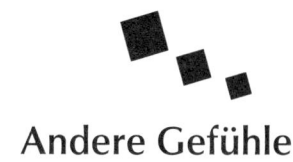

Andere Gefühle

All diese Methoden, die ich jetzt beschrieben habe, können und sollten wir selbstverständlich nicht nur auf seelischen Schmerz anwenden, sondern auf jedes Gefühl: auf unsere Wut, auf unsere Angst; auf Enttäuschung, Eifersucht; auf das Gefühl, dass nicht alles klar und geordnet ist; auch auf das Gefühl, im Stress und unter Druck zu sein; auf das Gefühl, nichts wert zu sein, nichts zu taugen, nicht gut genug zu sein, nicht gemocht oder geliebt zu sein, gemobbt zu werden, einen großen Fehler gemacht zu haben; auf Lampenfieber, Prüfungsangst; auf Sehnsucht, Liebeskummer. In Abwandlung einer alten Uhu-Reklame kann man sagen: „Im Falle eines Falles heilt Wahrnehmen einfach alles"!

Immer und in jedem Fall kommt es darauf an, sich dem Gefühl als solchem zuzuwenden und die Geschichte, die Ursache des Gefühls, d.h. die Gedanken, links liegen zu lassen. Denn immer und in jedem Fall steht hinter unseren Gedanken ein Gefühl. Und dieses Gefühl muss man aufsuchen, finden und sich ganz ihm zuwenden. Und immer und in jedem Fall, wenn man das wirklich durchzieht, wie ich es für den Schmerz durchgezogen habe, wird man nach einiger Zeit feststellen, dass das überwältigende Gefühl sich verändert und nachlässt. Und dass wir danach, wenn wir uns wieder der Geschichte zuwenden, diese in einem ganz anderen Licht sehen.

Nehmen wir als ein weiteres Beispiel die **Wut**. Daran können wir noch etwas Neues lernen. Wut fängt immer so an, dass wir auf *jemanden* wütend sind, meist auf einen Menschen. Wir finden lauter schlechte Eigenschaften an ihm und denken über den Fehler nach, den er gemacht hat. Wir argumentieren mit ihm innerlich und versuchen ihn zu überzeugen – quasi als Übung für eine zukünftige wirkliche Auseinandersetzung. Und wir haben ja so Recht! Immer! Unsere Gedanken rasseln und rasseln; wir stellen uns vor, wie wir ihn fertig machen. Und das geht weiter und weiter. Seltsamerweise ist es mit einem – gedanklichen – Kinnhaken nicht getan. Die Wut bleibt.

Vielleicht sagen Sie: Aber nach einiger Zeit hört die Wut doch auch so auf. Einfach schon, weil ich erschöpft bin. Und irgendwann vergesse ich den Vorfall dann. Brauche ich überhaupt diese bewusste Zuwendung zu dem Gefühl? – Sie haben Recht. Auch ohne bewusstes „Heilendes Wahrnehmen" verschwindet die Wut allmählich. Warum? Auch wenn wir mit unseren Gedanken bei dem Vorfall, bei der „Geschichte", bleiben, leben wir die Wut aus. Denn die Wut ist ja die ganze Zeit da – hinter und neben unseren Gedanken. *Wegen* dieser Wut im Bauch haben wir ja die kreisenden Gedanken, die nicht zur Ruhe kommen wollen. Solange die Wut da ist, kreisen die Gedanken, und solange die Gedanken rasseln, das wissen wir, ist das Gefühl da, das uns die Energie für die Gedanken liefert. Die Wut ist also da. Nun gilt aber in der

Welt das Gesetz, dass alles, was existiert, einmal ein Ende hat. Es gibt nichts, das keinen Anfang hat. Und was einen Anfang hat, hat auch ein Ende. Alles Lebendige – das heißt alles – entwickelt sich wie eine Welle: Es wächst und schwillt an... und dann sinkt es wieder und fällt in sich zusammen. Und so ist es auch mit jedem Gefühl.

Die Frage ist nun: *Endet* die Wut nur oder *heilt* sie auch, *obwohl* wir mit den Gedanken bei der Person bzw. dem Anlass sind – also nicht so sehr bei dem Gefühl selbst? Ja, sie heilt auch. Wir stellen fest: Nach einiger Zeit ist die Wut verpufft, und wir können die Situation und den Menschen wieder unter einem anderen Licht sehen. Vielleicht finden wir die Sache gar nicht mehr so schlimm; wir können sogar wieder Liebe empfinden. Was ist dann also überhaupt noch der Unterschied zwischen dem üblichen Ausleben der Wut und dem „Heilenden Wahrnehmen"?

Der Unterschied besteht in mehreren kleinen Punkten, die in ihrer Summierung jedoch deutlich zu Buche schlagen.

Erstens hängt viel davon ab, ob wir gerade mit dem Menschen zusammen sind, der unsere Wut – scheinbar – „verursacht" hat. Wenn das nämlich der Fall ist, dann ist die Gefahr, dass wir unsere Wut an ihm auslassen, dass wir ihn anschreien oder sonst wie zur Tat greifen. Das kann sehr leicht passieren, weil wir ja denken, dass der andere es verdient hat. Nicht jedoch wird es geschehen, wenn wir uns sofort auf das Gefühl selbst wenden. Insbesondere dann nicht, wenn wir schon etwas in diesem Verfahren geübt sind. Dann werden wir nämlich aus früheren ähnlichen Erlebnissen wissen, dass der andere eben gar nicht der „Verursacher" ist. Dass es vielmehr eigene alte Verletzungen sind, die jetzt gerade durch den anderen hochgekitzelt wurden. Dass also der andere mit der Wut nur wenig zu tun hat. Er ist nur ein Auslöser. Und ein Auslöser musste sowieso mal kommen, damit das Alte heilen konnte.

Aber selbst, wenn uns diese Zusammenhänge noch nicht so gegenwärtig sein sollten: Dadurch dass wir uns dem Gefühl als solchem zuwenden, verschwindet ja der andere in dem Moment in gewissem Maße aus dem Blick. Da ist dann gar niemand mehr, *auf* den wir böse sein müssen. Also werden wir ihn auch nicht anschreien oder so. Das ist schon mal gut. Denn das äußere Ausleben einer Wut hat *immer* ungute Folgen. Wirklich? Sie werden vielleicht sagen: Manchmal kann ein Gewitter doch auch reinigen! Es ist doch wichtig, dass man ehrlich miteinander ist und sich die Wahrheit sagt! Dass man Differenzen nicht unter den Tisch kehrt. Dass man nichts unterdrückt und nichts aufstaut – was dann unterschwellig die Beziehung vergiftet. Befreiung von innerem Druck ist doch immer wichtig! Wir alle kennen solche Paare: Alle paar Wochen oder noch öfter gibt es einen Riesenkrach. Man schreit sich an; die Fetzen fliegen. Danach kommt dann eine Versöhnung; man geht zusammen ins Bett und hat guten Sex. So etwas gehört in vielen Beziehungen schon zur Routine. Ein paar Wochen hält der Frieden an, und dann kommt ein neuer Streit und wieder geht es hoch her usw. Viele dieser Paare bezeichnen ihre Beziehung sogar als glücklich.

Aber schauen Sie sich mal in Ihrem Bekanntenkreis um: Sind diese Beziehungen wirklich so glücklich? Sicher: Man verträgt sich und dann ist eine Zeitlang Ruhe. Stellen Sie Ihre eigenen Forschungen an: Sind das wirklich tiefe Beziehungen? Und wie lange halten sie schließlich? Wie ich es sehe, bleibt von jedem Streit *etwas* übrig, das neue, z.T. kleine, z.T. auch größere Verletzungen hinterlässt. Weil man doch in der Rage immer etwas sagt, was über das Ziel hinausschießt. Und selbst wenn nicht: Immer sagt man etwas – was vielleicht sogar im Nachhinein sehr vernünftig erscheint –, was aber der andere nicht verstehen kann und was ihn verletzt. Noch nach Jahren bekommt man dann zu hören: „Damals hast du gesagt…" – man vergisst gerade diese Verletzungen nicht. Eben weil es Verletzungen sind. Diese Wunden schwelen im Untergrund; die kleinen Verletzungen werden zu einer großen und verhärten sich. Und schließlich kann eine solche Beziehung daran kaputt gehen – wo sie doch vorher so glücklich erschien.

Ich glaube, diese Art von Streit und Auseinandersetzung *in Wut* bringt nichts; sie schadet nur. Ich will hier nicht sagen, dass nicht öfter mal eine Aussprache notwendig ist, einfach um Standpunkte zu klären und den anderen besser zu verstehen. Aber das sollte geschehen, wenn beide wieder beruhigt sind. Am besten, wenn beide in der Liebe sind. Dann kann es keine Verletzung geben. Verletzung gibt es, wenn mindestens einer von beiden noch wütend ist. Und Verletzungen töten auf lange Sicht die Beziehung.

Besser ist es also, die Wut nicht im Äußeren auszuleben. Besser ist es, sie in sich, im eigenen Innern entfalten und dann verpuffen zu lassen. Dazu ist es fast *notwendig*, dass man sich zurückzieht in ein anderes Zimmer und sich dort dem eigenen Gefühl zuwendet. Ähnlich wie in dem Witz: „Manchmal bekomme ich eine richtige Arbeitswut. Dann setze ich mich ganz still in eine Ecke und warte, bis der Anfall vorbei ist." So sollten wir uns auch ganz still in eine Ecke setzen – und dem Anfall Aufmerksamkeit zukommen lassen.

Gut, wie ist es nun aber, wenn ich gerade *nicht* mit dem anderen zusammen bin; nur dass halt meine wütenden Gedanken im Innern weiterrasseln? Wie schon zugegeben: Auch auf diese Weise kann die Wut allmählich zur Ruhe kommen. Aber mit welchen Kosten! Denn glauben Sie nicht, dass Gedanken nur Gedanken sind und keine Wirkung haben! Sie wirken. Sie wirken auf mich selbst, indem sie meinen Geist vergiften. Sie wirken aber auch auf den anderen, selbst aus der Ferne. Unsere Seelen sind verbunden. Das Bewusstsein aller Menschen und aller Wesen ist in der Tiefe eins. Wir schicken da wütende und hasserfüllte Impulse in das kollektive Bewusstseinsfeld hinein. Und insbesondere zu der Person, der unser Zorn gilt. Der Adressat spürt es, ob bewusst oder nicht. Sehr häufig bewusst, gerade bei Partnern. Es ist gar nicht *so* viel anders, als wenn wir ihn tatsächlich anschrien.

Der Partner wird beeinträchtigt und leidet irgendwie. Etwas übertrieben ausgedrückt, ist er einer dunklen Gedankenmagie ausgesetzt. Und auf der anderen Seite kommt wieder mal ein Impuls von Hass und Negativität in das Kollektivbewusstsein der Menschheit. Wodurch kommen denn die Kriege? Dadurch – und wie viele meinen: *nur* dadurch –, dass sich im morphischen Feld der Menschheit Negativität angesammelt hat. Die kleinen inneren Kriege schaffen schließlich immer mal wieder einen großen Krieg. Und der findet *dort* statt, wo das schwächste Glied ist. Also nicht unbedingt gerade hier bei uns, sondern vielleicht in einem ganz anderen Teil der Welt. Also bitte etwas Vorsicht mit den Gedanken. Sie sind nicht so harmlos, wie man denkt.

Auch an uns selbst müssen wir denken, nämlich an unser Karma: Alles, was wir in die Welt hinausschicken, kommt irgendwann zu uns selbst zurück. So auch die Negativität, unter der wir schließlich selbst leiden werden.

Aber, wie ich schon mal sagte: Die Gedanken zu *kontrollieren* ist auch nicht die beste Methode. Kontrolle ist Unterdrückung, und so etwas kann sich dann auch wieder irgendwann und irgendwo in einer politischen Unterdrückung manifestieren. Außerdem: Kontrolle ist anstrengend und bringt erneute Spannung mit sich. Kontrolle fördert – insbesondere, falls wir mit unseren Bemühungen Erfolg haben – das Ego und den inneren Hochmut. Das wollen wir nicht unbedingt, und daher kontrollieren wir besser nichts. Was wir tun, ist: nur die Aufmerksamkeit auf etwas anderes verlagern, was genau so interessant ist wie unsere Gedanken, nämlich die Vorgänge in unserem Emotionalkörper.

Und schließlich der *dritte* Vorteil des „Heilenden Wahrnehmens": Es geht schneller, als wenn wir unsere Gedanken auf die übliche Weise austoben lassen. Und anscheinend auch gründlicher. Das merken wir daran, dass wir zügiger über das leidige Thema hinwegkommen. Die Wut scheint plötzlich verschwunden zu sein, und wir haben für längere Zeit erst einmal Ruhe. Wir können jetzt wieder freundlich und sogar liebevoll mit der Person umgehen.

Wie ich schon sagte: Es ist sehr häufig so und fast normal, dass irgendwann später die scheinbar gleichen Gedanken doch noch einmal hochkommen. Das ergibt sich daraus, dass wir in jeder „Sitzung" meist nur einen kleinen Teil unseres „Stresses" loswerden. Alles auf einmal – das würde uns zerreißen! Die Natur sorgt schon dafür, dass die Reinigung nur häppchenweise vor sich geht.

Das Heilende Wahrnehmen geht schneller und wirkt gründlicher als das übliche innere Durchleben der Situation, also wütende Gedanken, die immer wieder um dasselbe Thema kreisen. Das ist die Erfahrung. Ich glaube, es liegt auch daran, dass wir uns durch unsere inneren Vorstellungen in gewisser Weise immer neuen „Stress" *erzeugen*. Zwar wird die Wut innerlich ausgelebt und verpufft dadurch allmählich, aber andererseits wirken die Gedanken ähnlich, als würde dieselbe verletzende Begegnung immer wieder tatsächlich *geschehen*. Denn gedankliches Geschehen ist ja auch ein Geschehen. Wieso wird ein äußeres Ereignis zu einem Erlebnis – das mich berührt? Weil es in mein Bewusstsein kommt! Was mich bewegt, ist die *Repräsentation* des äußeren Vorganges in meinem Geist – nicht der Vorgang selbst. Was mich erschüttert bzw. wütend macht, sind also meine *Gedanken* (im weitesten Sinne). Insofern sind dann meine Erinnerungen, Vorstellungen und die wiederholten Argumente mit dem Partner genauso „Ursachen" von Stress wie das tatsächliche Ereignis. Also wird in gewisser Weise durch mein Nachdenken neue Wut „erzeugt" – die dann zusätzlich gelöst werden muss. Dadurch dauert der ganze Prozess nur länger.

Ein anderer Punkt ist, dass wir durch das Heilende Wahrnehmen einfach schneller erfahren und tief erleben, dass all unsere scheinbar so überzeugenden Gedanken letztlich irrelevant und unwahr sind. Denn was bleibt von ihnen, wenn die Wut verraucht ist? Kaum etwas. Wir sehen die ganze Sache nun in einem anderen Licht. Unsere eigenen schönen Argumente erscheinen uns plötzlich irgendwie schal und überflüssig. Und wir bemerken, dass wir uns vorher im Kreis bewegt haben. Trotz unserer ganzen tollen Logik waren wir ja selbst niemals so hundertprozentig überzeugt und mussten dieselben Beweisführungen dem „Gegner" immer wieder vorhalten – letztlich nur, um uns selbst zu bestätigen. Dieser Mechanismus wird uns *eher* klar, wenn wir zum Körperfühlen übergehen, anstatt bei den Gedanken zu bleiben. Wir erfahren, dass die Gedanken letztlich hohl sind. Diese Erkenntnis wird uns zumindest bei der *nächsten* Gelegenheit schneller wach werden lassen, sodass wir das sinnlose Gedankenkarussell leichter verlassen können. Wir schaffen in uns also eine gute *Gewohnheit*, wenn wir immer wieder üben, den Blick möglichst schnell auf das körperliche Gefühl zu verschieben und weg von der Geschichte.

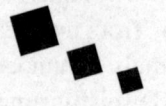

Angst

Ich würde gern noch ein anderes Grundgefühl betrachten: die Angst. Wir Menschen stehen fast immer unter irgendwelcher Angst. Das gehört anscheinend zu unserer Existenz. Wir leiden unter unzähligen Ängsten, je nach Situation und Veranlagung: Angst, etwas zu verlieren; Angst vor Mangel, vor Armut; Angst, unseren Job zu verlieren; Angst, in der Gosse zu landen, weil wir unsere Miete nicht mehr bezahlen können. Angst um unsere Gesundheit bzw. Angst vor Krankheit und Schmerzen. Oder auch Angst, dass die Krankheit, die wir schon haben, sich verschlimmern könnte und nie wieder aufhört. Angst vor dem Tod; Angst, die Liebe unseres Partners zu verlieren; Angst, verlassen zu werden, Angst vor Alleinsein usw., usw., usw.

Dann gibt es noch die schwer definierbaren „Existenzängste“: Angst vor dem Unbekannten, vor subtilen und unsichtbaren Bedrohungen; Angst, völlig isoliert und von aller Welt verlassen zu sein; Angst vor der Leere; Schuldangst; Angst vor der Strafe Gottes, vor der Ferne von Gott, vor der Hölle oder der ewigen Verdammnis. Oder wir haben einfach nur Angst, ohne zu wissen wovor.

Angst ist allgegenwärtig. Und sie ist nicht immer sinnlos. Sie ist uns ja von der Natur gegeben, um uns auf eine gefährliche Situation aufmerksam zu machen bzw. uns zu veranlassen, einer solchen zu entfliehen. So war sie in der Frühzeit der Menschheitsgeschichte unabdingbar für unser Überleben. Aber jetzt? Jeder wird sehen, dass es heute nicht mehr so viele Löwen gibt, die hinter dem nächsten Baum lauern könnten. Heute ist nicht der Löwe das Problem, sondern die Angst selbst. Wir brauchen unseren Körper nur noch selten vor äußeren Feinden zu schützen. Wir könnten von daher eigentlich ziemlich entspannt sein. Sind es aber nicht. Warum? Weil sich die Angstbereitschaft noch nicht den veränderten Lebensbedingungen angepasst hat. Sie muss jetzt irgendwelche anderen „Gründe" finden und tut es erfolgreich. Jetzt meint sie, nicht nur den Körper schützen zu müssen, sondern den Status, das Ansehen, den Stolz, das Selbstimage, die Geborgenheit in einer Beziehung, die Altersversorgung usw. usw. Unzählige Möglichkeiten haben sich aufgetan, Angst haben zu können. Und diese Möglichkeiten nutzen wir weidlich.

Wir haben Angst vor allem. Und wir *leiden* darunter. Angst ist nämlich ein fieses Gefühl. Das Leiden darunter kann schlimmer sein als der Schaden selbst, vor dem wir Angst haben. Wenn wir doch einfach vor der Gefahr weglaufen könnten! Aber das geht heutzutage nicht mehr. Wie sähe es aus, wenn ich auf dem Hacken umkehrte, sobald ich den Chef sehe, mit dem ein unangenehmes Gespräch ansteht? Früher war das einfacher. Vor dem Löwen konnten wir flüchten, ohne das Gesicht zu verlieren. Wahrscheinlich kam gar nicht mal Angst auf! Ich glaube, dass z.B. ein Hase keine Angst *spürt*, wenn er vor einem Menschen oder einem Raubtier flieht. Er läuft einfach weg. Erst wenn man ihn festhält und der Impuls zu laufen sich nicht ausleben kann, wird dieser zum Angst*gefühl*. In ähnlicher Weise wird der Mensch durch die Konventionen sozusagen festgehalten, sodass er nicht weglaufen kann. Dadurch kommt erst das Angst*gefühl* zustande, unter dem wir leiden.

Also, wir *fühlen* heute mehr Angst als früher. Erstens sind die „Gefahren" vielfältiger geworden, weil all die psychischen und gesellschaftlichen „Bedrohungen" hinzugekommen sind. Und zweitens können wir vor diesen nur noch sehr selten *fliehen*.

Angst ist ein soziales Problem ersten Ranges. Dass *ich* unter Angst leide, ist nicht nur meine persönliche Angelegenheit. Meine Angst und mein Leiden strahlen aus in die Umgebung. Ich trage bei zu einer angstvollen und gedrückten Stimmung in meinem Land. Und wenn sich *meine* Angst in einer Krankheit manifestiert, wie das leicht geschehen kann, trage ich letztlich bei zum Zusammenbruch des Gesundheitssystems.

Durch kollektive Angst entstehen sogar Kriege. Ja, ohne Angst (vorm bösen Nachbarn) gäbe es überhaupt keine Kriege. Unsere persönlichen Ängste werden von denen ausgenutzt, die vom Krieg profitieren. Man schürt unsere Angst noch, um damit höhere Militärausgaben rechtfertigen zu können. Und dann muss man die Waffen ja auch irgendwann benutzen, damit sie nicht veralten. Und sowieso: Besser, ich führe den ersten Schlag, als dass ich mich überrumpeln lasse…

Jeder, der an seiner Angst arbeitet, tut etwas für die Volkgesundheit und für den Frieden in der Welt. Ganz abgesehen davon, dass er sein eigenes Leiden vermindert, seine Gesundheit und sein Glücklichsein fördert. Und was können wir tun? Hier gilt wie überall: Gegen die Angst zu kämpfen, stärkt sie nur. Zu unserer ursprünglichen Angst käme dann nur eine zusätzliche Anspannung hinzu – und außerdem die Angst, dass wir den Kampf verlieren könnten. Eine doppelte Angst quasi. Und selbst wenn es uns gelänge, die Angst zu vertreiben – durch Ablenkung, Mutmachen, positives Denken etc. –, würden wir sie nur ins Unbewusste verdrängen. Da säße sie dann und würde auf ihre Gelegenheit warten. Und wir wären im Übrigen nur noch leichter manipulierbar, weil uns die Mechanismen nicht bewusst sind.

Wir müssen einen anderen Weg finden. Nun, Sie raten sicher schon, was ich empfehle: Wahrnehmen. Im Wesentlichen ist Angst ein Gefühl wie jedes andere. Und daher gelten dieselben Gesetze: Was ich anschaue und nicht bekämpfe, kann gerade *dadurch* heilen.

Im Zusammenhang mit der Angst kann noch etwas Weiteres klar werden: Angst ist in gewisser Weise eine Störung des Bewusstseins. Angst kann nur entstehen, wenn wir uns als getrennt von etwas oder jemand anderem erfahren. Die Weisen aller Zeiten haben uns jedoch immer wieder klar zu machen versucht, dass wir nicht getrennt sind. Wir sind immer noch eins mit der Quelle, mit dem Schöpfer. Sobald wir das wissen, kann keine Angst aufkommen; denn alles, was mir begegnet, bin ich in gewisser Weise selbst. Wie sollte ich Angst vor mir selbst haben? Und auch anders: Wie sollte ich Angst vor dem allliebenden Schöpfer haben, der ja in allem gegenwärtig ist? Angst kommt aus Unwissenheit, Unwissenheit über meine Einheit mit allem. Unwissenheit ist eine Unordnung im Bewusstsein; und so auch die Angst.

Unordnung aber kann wieder in Ordnung zurückgeführt werden. Und wie geschieht das? Indem wir Zuflucht nehmen zur Grundlage der Schöpfung, nämlich dem Bewusstsein. Bewusstsein ist die Basis von allem, ist die Substanz von allem. Letztlich *ist* alles Bewusstsein. Nur so ist die Erkenntnis der Quantentheorie erklärbar, dass Aufmerksamkeit die Wirklichkeit beeinflusst. Wie könnte so etwas sein, wenn Bewusstsein und Materie zwei verschiedene Substanzen wären? Nein, die Wirklichkeit „besteht" aus Bewusstsein. Und daher und nur daher kann auch unsere Aufmerksamkeit, unser Wahrnehmen, etwas verändern.

Und nicht nur verändern, sondern auch verbessern, also heilen. Denn Bewusstsein ist nicht nur eine wirkende Kraft, sondern es ist Intelligenz. Es enthält also eine Ordnung in sich. Wohin sich das Bewusstsein richtet, dort entsteht Ordnung bzw. wird Ordnung wiederhergestellt. Das aber bedeutet Heilung. Und so kann durch Aufmerksamkeit auch die Angst geheilt werden.

Vielleicht sagen Sie: Ja, aber Angst ist doch etwas sehr Sinnvolles! Sie kann unser Leben schützen! Sie kann damit nicht nur falsch sein. Wenn Aufmerksamkeit die wahre Ordnung wiederherstellt, müsste „berechtigte", also „wahre" Angst durch Aufmerksamkeit gestärkt werden! Ja, das stimmt. Die meisten kennen vielleicht das leichte Angstgefühl, das störend auftaucht, wenn wir dabei sind, eine fragwürdige Entscheidung zu treffen. Oder auch, wenn wir eine Strecke fahren, die wir jeden Tag benutzen; aber plötzlich kommt ein Zögern, eben eine leichte Angst. Dieses Gefühl könnte tatsächlich eine zarte Warnung „aus dem Jenseits" sein, also aus der geistigen Welt bzw. aus den tieferen, „wissenderen"

Schichten des eigenen Bewusstseins. In solchen Situationen wäre es u. U. besser, auf das Angstgefühl zu hören. Manch einer hat festgestellt: Wenn er dann gegen sein Gefühl oder aus Trägheit den normalen Weg fuhr, wurde er in einen Unfall verwickelt. Die Angst war also eine Warnung. Und zu oft überspielen wir in solchen Situationen unsere Angst. Hinterher sagen wir dann: Wäre ich doch meinem Gefühl gefolgt!

Manchmal ist es also gut, der Angst zu folgen und das *nicht* zu tun, wovor sie uns warnen möchte. Und weil wir das manchmal erfahren haben, ist es gerade beim Angstgefühl besonders schwierig, das Denken hinter sich zu lassen und sich dem Gefühl als solchem zuzuwenden. Leider gehen mit dieser Strategie aber sehr viele Fälle den Bach hinunter, wo es gut wäre, das Heilende Wahrnehmen anzuwenden.

Die Lösung ist, die beiden Arten von Angstsignalen unterscheiden zu lernen. Ich habe festgestellt, dass die „wahre" – in einem relativen Sinne – Angst meist sehr subtil daherkommt, sehr zart. Zugleich ist sie mit einem Gefühl der Wahrheit verbunden. Wenn wir uns die Zeit nehmen und geduldig genauer hinschauen auf das, was wir gerade vorhatten oder worin wir involviert sind, können wir relativ leicht merken: Ja, Vorsicht, dies erinnert mich an die Situation damals, wo es nachher schief ging oder wo ich etwas später einen Unfall hatte.

Die zweite Hilfe ist, dass wir uns fragen: Kann ich *im Moment* etwas ändern? Wenn ich gerade eine Entscheidung treffen muss, und ich tendiere zu der einen Alternative – wenn dann ein Angstgefühl auftaucht, kann man ahnen, dass an der Sache etwas faul ist. Oder wenn ich in einen Laden hineingehe und dieses leichte Angstgefühl auftaucht, dann kann man erwarten, dass ich hier nur meine Zeit vergeude. Wenn ich dagegen zu Hause sitze und fürchte mich vor der Begegnung morgen mit dem Chef, dann weiß ich, diese Angst bringt nichts, denn ich kann im Moment doch nichts machen. Besser, ich nehme die Angst als solche einfach an und löse sie dadurch auf. Ohne Angst werden mir morgen dann sowieso die besseren Argumente einfallen. Mit Angst aber werde ich mich nur *jetzt* erschöpfen und *morgen* verkrampft und damit ungeschickt reagieren.

Eine weitere Hilfe: Ich versuche zunächst einmal gar nicht herauszufinden, ob die Angst „wahr" oder „falsch" ist. Ich behandele sie wie jedes andere Gefühl, d.h., ich fühle sie einfach, setze mich hin, nehme mir Zeit, gebe mich ihr hin und erforsche sie usw., wie besprochen. Das ist der Lackmus-Test: Die falsche Angst wird sich nämlich in ihrer Falschheit offenbaren, indem sie schlicht versickert: Nach einiger Zeit merke ich, dass sie schwächer wird; oder sie ist plötzlich nicht mehr da, auch wenn ich an die Angst erregende Situation denke. Das ist jedoch anders bei der „wahren" Angst: Die bleibt bzw. sie ist wieder voll da, wenn ich z.B. an die Entscheidung denke, die mir bevorsteht. Die wahre Angst ist nämlich keine „Stresslösung", also ein Hochkommen einer alten Verspannung; sie ist vielmehr ein Hinweis meiner Seele. Sie ist eine Warnung, dass Leiden auf mich zukommen wird, wenn ich bei dem eingeschlagenen Weg bleiben sollte. Falls wir uns, wie empfohlen, wirklich Zeit genommen haben sollten, werden wir im Allgemeinen leicht den Unterschied merken. Wir *wissen* dann einfach: Hier will mich mein höheres Selbst von etwas abhalten, das nicht gut ist. Also halte dich lieber davon fern.

Die „wahre" Angst ist jedoch ein Ausnahmefall. Die meisten Ängste sind „falsch". Sie warnen uns nicht vor einer wirklichen Gefahr, sondern sind durch unsere Gedanken, unsere Vorstellungen und unsere Glaubenssätze hervorgerufen. Oder sie kommen – aktiviert durch eine gegenwärtige Situation – aus der Tiefe unseres Bewusstseins. Die eigentliche „Ursache" liegt dabei vielleicht in früher Vorzeit. In einem solchen Fall sind das Nachdenken und das Verweilen bei der „Geschichte" sinnlos und sogar schädlich.

Die Tatsache, dass es auch berechtigte, d.h. hilfreiche Angst gibt, macht die Sache etwas schwieriger. Eigentlich nicht wirklich schwieriger. Sie gibt aber dem Verstand ein Argument an die Hand, nicht einfach zurückzutreten und dem reinen Fühlen den Platz zu räumen. Der „Verstand" tut das bekanntlich sowieso nicht gerne. Er möchte immer der Herr der Lage bleiben und alles unter Kontrolle behalten und geriert sich als der Retter in allen Notlagen.

Wenn wir jetzt unseren Retter verlassen sollen, wie reagieren wir? Natürlich mit Angst. Also schon wieder Angst; eine *neue* Angst kommt hinzu! Jetzt haben wir nicht nur die ursprüngliche Angst, also die Angst vor der Besprechung mit dem Chef etwa! Nein, hier kommt noch eine *weitere* Angst hinzu, ungefähr so: „Wenn ich jetzt nicht alles logisch durchdenke und auseinandertüftele, dann bin ich verloren. Dann komme ich mit der Situation nicht zurecht". Dann klammere ich mich doch lieber an meinen Retter. Ja, aber er rettet dich nicht! Das sieht man schon daran, dass das Denken nicht aufhört, selbst wenn man meint, jetzt endlich zu einem Ergebnis gekommen zu sein. Immer wieder fängt es von vorne an. Das zeigt, dass immer noch nicht alles endgültig geklärt ist. Es ist wie eine Fata Morgana: Das Ziel der endgültigen Klärung verschiebt sich immer weiter in die Ferne.

Was tut man, wenn man merkt, dass man einer Fata Morgana hinterherläuft? Man hört auf damit. Und so wäre es auch das Beste, sich nicht mehr um das Denken zu kümmern. Selbst, wenn dann Angst aufkommt. Es ist die Angst, die man in der Wüste haben könnte: Wenn ich mich jetzt nicht zu der – scheinbaren – Oase hinschleppe, dann werde ich verdursten. Aber wir wissen: Eine in der Luft gespiegelte Oase wird mir kein Wasser schenken. Nur eine wirkliche.

Es hilft nichts: Wir müssen durch die Angst hindurch. Wir müssen die Angst aushalten. Und nicht nur die ursprüngliche, sondern auch die neue Angst, nämlich die Angst, den vorgeblichen Retter zu verlassen.

„Ja, aber dann komme ich in eine Panik!" Das kann tatsächlich – in seltenen Fällen – vorkommen. Panik ist ein Aufschaukeln der Angst. Erst ist da die Angst, dann kommt eine Angst vor der Angst dazu, dann wieder Angst vor der neuen Angst usw. – bis zur Unerträglichkeit. Wer so reagiert, der hat es wirklich schwer. Da ist es verständlich, wenn man dann doch wieder zum Verstand Zuflucht nehmen will, der einen trösten kann: „Kein Grund zu Panik! Es ist doch nur der Chef, er ist auch nur ein Mensch usw...." Das ist okay, aber es heilt die Angst nicht, es gibt nur eine vorübergehende Beruhigung. Bei der nächsten Gelegenheit komme ich dann wieder in die Panik. Irgendwann wäre es besser, sich auch in diese Panik hineinfallen zu lassen. Wie in einen lebensgefährlichen Strudel. Wir werden sehen: Wir kommen auf der anderen Seite wieder heraus. Und wenn wir das einmal gemacht haben, bekommen wir Vertrauen. Und gleichzeitig ist die Angst ein Stück weit geheilt.

Panikattacken sind ein spezieller Fall. Die meisten haben einfach nur Angst, den Verstand zu ignorieren. Aber ich rate Ihnen: Raffen Sie allen Mut zusammen und lassen Sie die Gedanken beiseite! Verzichten Sie auf die Klärung und auf die Planung der Rettungsmaßnahmen. Ich garantiere Ihnen: Wenn Sie ohne Angst an die „gefährliche" Situation herangehen, werden Ihnen im entscheidenden Moment die richtigen Maßnahmen einfallen, die richtigen Worte und die richtigen Handlungen – viel besser, als wenn Sie vorher alles schon geplant hätten. Denn die Gedanken, die wir uns *vorher* machen, sind ja überschattet durch die Angst, gefärbt durch die Angst. Wir sehen das Problem daher verzerrt und falsch. Aus falschen Gedanken aber können naturgemäß keine wirksamen Maßnahmen und keine guten Reaktionen kommen.

Es ist ein Gesetz der Natur, dass uns nur *in dem Moment* die richtigen Gedanken und Worte zufließen, wo sie wirklich gebraucht werden. Also in der jeweiligen Gegenwart – nicht vorher, wo wir uns die Dinge nur *vorstellen* können. Wo sie also nur im Geist stattfinden, nicht in der Wirklichkeit. Planen Sie also z.B. nicht Wort für Wort die Rede, die Sie morgen halten sollen. Morgen ist eine andere Stimmung im Publikum, als Sie sich heute vorstellen können. Ihre heutigen Worte sind für die morgige Situation ziemlich sicher unangemessen. Morgen aber werden Sie die passenden Worte finden, aus dem Moment heraus. Sie werden Ihnen zufallen.

Und so ist es überall. Wir planen meist viel zu viel. Natürlich muss ein Architekt planen: die Statik, die Maße, die

Arbeitsabläufe. Aber schon irgendeine Verhandlung können wir nicht in ihrem Ablauf planen. Dann wären wir nicht mehr flexibel im Moment, könnten nicht schnell genug auf eine geänderte Taktik des Partners eingehen. Meine Erfahrung ist: Das Beste und einzig Richtige, was wir tun können, ist, uns ein klares Ziel setzen: Das will ich erreichen, so und so und so. Und dann loslassen. Keine Detailplanung und differenzierte Strategie. Die käme nur aus dem begrenzten Verstand. Wenn ich aber locker und angstfrei bei der Verhandlung bin, dann werden mir die richtigen Gedanken und Impulse „von oben" zukommen, viel besser und weiser, als ich sie mir gestern hätte ausdenken können.

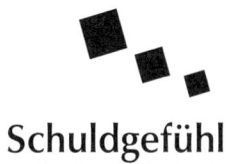

Schuldgefühl

Schuldgefühl ist auch eine Art Angst oder enthält zumindest Angst. Nämlich z.B. die Angst, bestraft zu werden – von Gott oder der Gesellschaft. Oder die Angst, aus der menschlichen Gemeinschaft oder gar aus dem Kosmos ausgestoßen zu werden bzw. schon ausgestoßen zu sein. Wie dem auch sei, Schuldgefühl ist ein *Gefühl*, also erfahrbar. Es kann wahrgenommen werden. Jetzt die Frage: Kann es durch Wahrnehmen auch geheilt werden? Hier wird es tricky. Wollen wir ein Schuldgefühl überhaupt loswerden? – „Na ja, teils schon, aber andererseits… wenn ich jetzt ordentlich ein schlechtes Gewissen habe und darunter leide, vielleicht wird dann die Strafe milder ausfallen, die ich eigentlich verdient habe", so ungefähr mag unser Unterbewusstsein „denken". Das heißt, wir empfinden das Schuldgefühl schon als einen Teil der Strafe. Daher erscheint es uns sicherer, das Schuldgefühl zu behalten. Wir zögern also, etwas zu unternehmen, was das Gefühl verschwinden lassen könnte: „Heilendes Wahrnehmen? – Nein danke. Lieber leide ich noch etwas…"

Zuerst einmal ist es gut, sich klarzumachen, dass diese Art Selbstbestrafung recht unvernünftig ist. Denn können wir durch Schuldgefühle etwas wieder gutmachen? Was ist überhaupt Schuld? Die Urbedeutung von „Schuld" ist wohl, dass man jemandem etwas „schuldet", zum Beispiel Geld, eine Hilfeleistung oder so etwas. Da ist also noch ein Ungleichgewicht, das ausgeglichen werden muss. Diese Grundbedeutung hat sich ausgeweitet auf Schuld gegenüber der Gesellschaft, gegenüber dem Kosmos, gegenüber Gott. Man hat Regeln und Gesetze übertreten und schuldet jetzt einen Augleich – der seltsamerweise in eigenem Leiden bestehen soll. Wie kann aber Leiden Ausgleich für eine Gesetzesübertretung sein? Das sind doch zwei ganz verschiedene Dinge: Das eine ist ein objektiver Vorgang, das andere eine subjektive Befindlichkeit. Aber so ist es uns anerzogen worden: Wenn wir etwas getan haben, was unseren Eltern nicht gefiel, so wurden wir bestraft, und sei es nur durch einen gewissen Liebesentzug. Jetzt assoziieren wir: Auf Übertretung des elterlichen Willens folgt Bestrafung, also eigener Schmerz, eigenes Leiden. Logisch ist das nicht unbedingt, aber so ist es in uns verankert. Selbst bei unserem Hund funktioniert das ja: Wenn er etwas getan hat, was er nicht „sollte", dann kommt er mit eingezogenem Schwanz und angelegten Ohren an – selbst wenn wir sein „Vergehen" noch gar nicht bemerkt haben. Ist der Hund „schuldig"? Nein, er hat einfach getan, was seiner Natur entsprach, weiß aber, dass der Herr es nicht mag und ihm deswegen seine Liebe entziehen oder ihn sogar schlagen könnte.

Was wir bei unseren Eltern gelernt haben, übertragen wir später auf andere übergeordnete Instanzen, auf die Gemeinschaft, das Gesetz und schließlich auf den Chef vom Ganzen, auf Gott. Wir sehen Gott als den gestrengen Vater; und wenn der uns böse ist, dann ist wirklich alles zu spät. Denn es gibt keine Autorität mehr über ihm, die uns retten könnte. Wir sind also verloren. Daher ist es psychologisch verständlich, dass wir Angst vor dem Unwillen des göttlichen Vaters haben, wenn wir seine Gesetze übertreten. Dieser Mechanismus sitzt ganz, ganz tief in uns, auch wenn wir inzwischen zum Atheisten geworden sein sollten oder wenn wir – auf der anderen Seite – hundert esoterische Bücher gelesen haben, in denen uns immer wieder gesagt wird, dass Gott nicht straft.

Dabei ist die Logik dieser Bücher einwandfrei: Gott schafft die Welt und auch uns aus sich selbst heraus; wir sind also seine Geschöpfe, seine Kinder, ja, sogar Teil von ihm. Die höchste Lehre sagt sogar, dass wir eins mit Gott sind. Wie sollte Gott also seine Geschöpfe nicht zumindest *so* lieben, wie wir unsere Kinder lieben. Er liebt uns sicher noch viel mehr, denn er ist vollkommen. Er kennt keine Wut auf seine Kinder, die noch dazu eins mit ihm sind. Würden wir unseren Finger bestrafen oder gar abschneiden, weil er in den Dreck gefasst hat? Nein, niemals. Wir „lieben" unseren Finger ganz selbstverständlich – ohne dass ein besonderes „Gefühl" der Liebe zu spüren sein müsste –, weil er einfach zu uns gehört, weil er Teil von uns ist.

Gott straft also nicht. Das ist, wie ich es sehe, ganz klar. Dennoch ist uns durch unsere Erziehung, das kollektive Weltbild und sogar das kollektive Unterbewusste diese Angst vor Strafe ganz tief eingebrannt. Da kommen all diese schönen Lehren nicht gegen an. Und auch der Glaube, dass ein Reuegefühl unsere Strafe mildern könnte, ist noch irgendwie da. Denn wir reagieren ja selbst entsprechend: Wenn der Hund mit angelegten Ohren angeschlichen kommt, finden wir das rührend und lassen die Strafe sicher milder ausfallen. Und bei unserem Kind auch, wenn es weint und Reue zeigt. Aber *wir* sind unvollkommen, sehen uns als getrennte Individuen. Gott aber sieht uns nicht als getrennt. Daher ist er von Anfang an nicht böse, braucht also durch unsere „selbsteigne Pein" nicht milde gestimmt zu werden (wie es sogar schon in dem alten Kirchenlied heißt: „Mit Sorgen und mit Grämen und mit selbsteigner Pein lässt Gott sich gar nichts nehmen…"). Wenn Gott mich nicht verdammt, warum sollte ich?

Und wie ist es mit dem Gesetzgeber? Dem sind unsere geheimen Gefühle unbekannt und egal. Zwar könnte vor einem Gericht der ehrliche Ausdruck von Bedauern mildernd wirken, aber *vorher* schon unter Schuldschmerz zu leiden, bringt eigentlich nichts.

Schuldgefühle sind also in keinem Fall hilfreich, wenn es darum geht, Strafe zu vermeiden. Und wie ist es, wenn es darum geht, die Sache nächstes Mal anders und besser zu machen? Ja, ein schweres Reuegefühl könnte tatsächlich dazu beitragen. Die Erinnerung an dieses innere Leiden wird uns nächstes Mal vielleicht rechtzeitig vom Bösen abhalten. Aber ist es wirklich so gut, sich durch diesen „negativen" Ansatz selbst zu erziehen? Vielleicht sollten wir dieselbe Energie lieber dazu verwenden, unser natürliches Mitgefühl und unseren Sinn für Gerechtigkeit und Fairness freizulegen. Das geht auch, nämlich durch *Heilung* unserer Angst, unserer Wut und Verkrampfung.

So weit einige Argumente, die uns ermutigen könnten, unser Schuldgefühl loszulassen oder zumindest nicht zu päppeln. Wenn diese Gedanken sie überzeugt haben, dann sind Sie vielleicht eher bereit, die Gedanken mal beiseite zu lassen und die Aufmerksamkeit auf das *Gefühl* (der Schuld) selbst gehen zu lassen. Seien Sie gnädig mit diesem Gefühl. Umarmen Sie es, wie eine Mutter ihr Baby, und lieben Sie es. Dieser Vergleich ist einerseits hilfreich, andererseits hinkt er völlig. Denn anders als das Baby, das durch Liebe und Umarmung gedeiht und größer wird, wird das Schuldgefühl durch diese Aufmerksamkeit seltsamerweise blasser und schwächlicher. Es wird letztendlich sogar verschwinden. Und das ist eine wunderbare Befreiung. Plötzlich kann ich mir selbst vergeben. Ich höre auf, mich selbst anzuklagen – denn diese Art von Selbstvorwürfen sind ja nur *Folge* und Ausdruck des *Gefühls*. Wenn das Gefühl verschwunden ist, sind auch die Gedanken nicht mehr da. Ihnen ist die Lebenskraft entzogen worden, die Energie, durch die sie vorangetrieben werden.

Und das wird Sie nicht zu einem schlechteren Menschen machen! Nein, ganz und gar nicht! Sie werden dadurch nicht gefühllos und skrupellos werden. Zwar werden Sie nicht mehr leiden. Aber das ist gut. Jetzt können Sie sich selbst vergeben. Und nun kommt der Punkt: Nur wer sich selbst vergibt, kann anderen vergeben. Und nur wer anderen vergibt, kann sie wahrhaft lieben… Vergeben ist überhaupt kein gutes Wort, denn es setzt voraus, dass da etwas zu vergeben ist; dass ich zunächst einmal eine Schuld sehe, auf die ich böse sein kann. Aber wenn ich von Anfang an gar nicht böse bin, dann gibt es auch nichts zu vergeben. Dann bin und bleibe ich von vornherein wohlwollend und gütig. Und das ist doch unser Ideal. Ein sehr sinnvolles Ideal. Es entspricht unserer Grundsehnsucht nach Einheit.

Was für das Schuldgefühl im strengen Sinne gilt, ist natürlich auch auf verwandte Empfindungen anwendbar: etwa Scham, oder das Gefühl der Wertlosigkeit, das Gefühl der Peinlichkeit, wenn ich mich dumm benommen habe, oder auch das Gefühl, nicht geliebt zu sein. Sehr häufig sind diese Gefühle sehr vage, nur irgendwie ein Unlustgefühl, ein leichter Schmerz. Meist gehen wir darüber hinweg. Und irgendwann verschwindet diese Unlust auch wieder – weil wir sie irgendwie unter den Teppich gekehrt haben. Aber wenn wir einmal frei werden wollen, so wäre es viel besser, wir würden diese Gefühle mal etwas genauer anschauen. Sie klar zu erfahren – das kostet etwas Übung: Aber wir werden es schaffen, wenn wir uns nur etwas Zeit nehmen: Wo sitzt das Gefühl? – meist ist es in der Herzgegend. Was läuft dort genau ab? Was für eine Qualität hat das Gefühl. Wenn wir es dann sozusagen festgenagelt haben, dann brauchen wir nur einfach dabei zu bleiben, sollten nicht flüchten, sondern liebevoll hinschauen und es umarmen. Dann wird es sehr schnell schwächer werden und nach einiger Zeit vergessen sein. Diesmal aber nicht unter dem Teppich, sondern es ist dann weg – geheilt.

Eifersucht und Trennungsschmerz

Fast jeder hat in seinem Leben schon Eifersucht erfahren. Und jeder leidet, wenn er eifersüchtig ist. Denn es ist ein sehr schmerzhaftes Gefühl, das jeder gerne loswerden möchte. Aber wir kommen meist nicht frei davon, so sehr wir uns seine Nutzlosigkeit vor Augen halten mögen. Könnte Heilendes Wahrnehmen hier etwas bewirken?

Erst einmal müssen wir verstehen, was Eifersucht ist. Ein Aspekt davon ist sicher das Gefühl des Verlassenseins. Angenommen, unser Partner trennt sich von uns wegen eines anderen. Ein riesiger Schmerz! Warum? Die Einheit, die ich mit dem Partner hatte, ist auseinandergefallen. Das ist furchtbar, denn Einheit ist das zentrale Bedürfnis unseres menschlichen Lebens. Ohne ein Gefühl der Zusammengehörigkeit und Geborgenheit fällt es uns schwer zu leben. Wieso ist dieses Bedürfnis so zentral? Es ist eigentlich der Kern der menschlichen Existenz. Man kann es vereinfacht bzw. vorläufig vielleicht so „erklären“: „Irgendwann“ ist unsere Seele aus Gott, unserer Quelle, hervorgekommen. Das war einerseits eine Freude und Aufregung, weil jetzt Erfahrungen gemacht werden konnten. Andererseits war diese Trennung von ihrem Ursprung ein großer Schmerz für unsere Seele. Die Einheit und absolute Geborgenheit waren verlorengegangen. „Seit der Zeit" hat unsere Seele eine verzweifelte Sehnsucht, wieder in die Einheit zurückzukommen. Sie sucht diese Einheit überall – dummerweise im Relativen, weil nur das Relative in ihrem Bewusstsein ist. In der Partnerschaft findet sie dann diese Einheit – meint sie. Denn es ist natürlich keine vollkommene Einheit. Erstens ist alles Relative vergänglich, zweitens bleibt der Partner doch immer ein anderer, in vielen Punkten sogar völlig verschieden von uns, besonders wenn er zum anderen Geschlecht gehört. Immer wieder tauchen Spannungen auf. Die Einheit ist zum großen Teil nur eine *Hoffnung* auf vollkommene Einheit, ein Traum. Wenn sich jetzt der Partner von uns trennt, ist diese Hoffnung, an der wir uns hochgezogen haben, plötzlich zerstört. Und daher kommt die Ur-Verzweiflung, dass ich allein und getrennt bin, wieder an die Oberfläche. Daher der riesige Schmerz.

Das ist *ein* Aspekt. Bei der Eifersucht kommt dann noch unser Besitzstreben ins Spiel. Das Besitzstreben ist in sich wiederum ein Ausdruck des Verlangens nach Einheit: Wir wollen uns alles *ein*verleiben. Möglichst sollte uns alles gehören, so dass es ein Teil unserer „selbst" bleiben kann. Wenn sich jetzt der Partner abwendet, haben wir damit diesen „Besitz" verloren – wieder ein Schmerz. Ein dritter Aspekt ist unser evolutions-biologisch entstandenes Konkurrenzverhalten. Jeder will der Angesehenste und Oberste in der Hackordnung sein. Wenn jetzt meine Frau zu einem anderen läuft, habe ich sozusagen gegen diesen verloren. Ich bin nicht mehr der Attraktivste, Stärkste und Schönste – auch wieder ein Schmerz. Dazu kommt dann noch die Wut auf den Nebenbuhler; die tut auch weh. Und dann das Gefühl, ausgeschlossen zu sein:

Alle sind sie fröhlich, lachen und verstehen sich gut; nur ich stehe abseits und bin ausgeschlossen. Vielleicht gibt es noch weitere Komponenten, die ich jetzt nicht beachtet habe.

Eifersucht ist also ein zusammengesetztes schmerzhaftes Gefühl. Wir wissen aber inzwischen, dass wir Gefühle durch Wahrnehmen heilen können. Denn Bewusstheit ist Intelligenz; und die bringt Ordnung in die Sache. Können wir jedoch die Sehnsucht nach Einheit heilen – die ja ein wichtiger Aspekt der Eifersucht ist? Nein, denn diese Sehnsucht ist essentieller Teil unserer getrennten Seele. Niemals werden wir das Verlangen nach vollkommener Einheit verlieren – bis wir sie in unserem Ursprung, in Gott, wiedergefunden haben. Der Schmerz des Verlassenwerdens kann nur durch die Zeit „geheilt" werden. Aber es ist kein Heilen. Es ist nur eine erneute Gewöhnung an das Getrenntsein. Wie ich mich ja auch vorher daran gewöhnt hatte – bevor ich dem Traum der partnerschaftlichen Einheit verfallen war.

Ist also nichts mit Heilendem Wahrnehmen? Doch. So schnell geben wir nicht auf. Die Eifersucht enthält nämlich Komponenten, die nicht so „rein" sind. Einheitssehnsucht wird bleiben, aber nicht die „fehlgeleitete". Das klingt blöd. Ist das Einheitsstreben in der Liebe wirklich „fehlgeleitet"? Das kann man ja nun wirklich nicht sagen. Ist doch die zwischenmenschliche Liebe der höchste Ausdruck der Sehnsucht nach dem Aufgehen in der Einheit. Wenn ich einen anderen liebe, suche ich letztlich Gott im anderen. Und mit Recht. Denn der andere *ist* Gott – genau wie ich selbst. Denn alles ist Gott. Es gibt nichts außer Ihm.

So weit, so gut. Wenn ich jedoch wirklich Gott, das allumfassende Eine Bewusstsein, im anderen sähe, so würde ich niemals, unter keinen Umständen, eifersüchtig sein. Denn auf dieser Ebene kann es niemals eine Trennung geben. Auf dieser tiefsten Ebene sind wir alle für immer und ewig völlig verbunden. Hier kann ich den anderen niemals verlieren. Ich habe ihn allerdings auch niemals „besessen" – in dem Sinn, dass dritte ausgeschlossen sind.

Wir sehen: Eifersucht beruht darauf, dass wir die Wahrheit nicht erkennen. Zwar *erahnen* wir das Göttliche im Geliebten – mehr als bei Fremden. Das kommt, weil wir ihn tiefer und intimer erfahren als Außenstehende. Aber die *Verhüllung* durch die äußere Form bleibt. Er ist im Übrigen genauso verhüllt wie ich selbst. Auch mich erkenne ich nicht als das Göttliche. Und so sehe ich hier zwei begrenzte und getrennte Wesen, die sich gerade mal zusammengetan haben, um den Schmerz der Vereinzelung zusammen besser zu ertragen. Es erscheint eine Art Einheit, zumindest eine Illusion der Einheit – die in Wahrheit auf dieser Ebene nie zu erreichen ist. Und wenn der andere sich abwendet, kommt der Schmerz wieder heftig hoch.

Solange ich uns als getrennt sehe, will ich meinen Liebespartner immer „besitzen", um somit eine Schein-Einheit aufrechtzuerhalten. Ich will ihn für „mich" und will andere ausschließen. Die „Lösung" kann nur auf einer sehr tiefen Ebene geschehen: indem ich die Wahrheit der Untrennbarkeit erkenne. Und wie komme ich dahin? Die *Wahr*heit erkenne ich, indem ich sie „*nehme*"; das heißt, indem ich sie nicht unbeachtet liegen lasse, sondern indem ich mich zu ihr hinunterbeuge und sie aufnehme, wie einen schönen Kieselstein, den ich dann genau betrachte.

Doch wie kriege ich die Wahrheit zu fassen? So einfach scheint sie sich nicht zu zeigen. Seit dem Beginn menschlichen Lebens haben wir uns daran gewöhnt, uns selbst von der Welt getrennt zu sehen und die Welt von uns. Ein einfacher Entschluss, die Einheit zu sehen, bringt nichts. Das bleibt auf der Ebene des Verstandes. Der Verstand kann uns die Einheit nicht bringen. Denn seine Aufgabe ist, aufzuteilen und zu trennen.

Und da haben wir auch schon einen Hinweis: Es ist gerade der Verstand, der uns von der Wahrheit fernhält. Nur in der Freiheit von Gedanken, in der Stille also, kann sich – jedenfalls anfangs – die Wahrheit zeigen – die Wahrheit, dass ich eins mit meinem Partner bin und es ewig bleibe.

Also aufhören zu denken? Das scheint einleuchtend. Haben Sie es schon mal probiert? Ich wette ja, häufiger sogar. Und hat es geklappt? Kaum, und wenn, dann nur kurzfristig. Nun, ich kann Ihnen da auch keine schnelle Lösung anbieten. Aber eines habe ich festgestellt: Wenn ich meiner Aufmerksamkeit erlaube, bei einem Gefühl zu verharren, dann treten die Gedanken in den Hintergrund und verebben. Denn ein Gefühl, sei es ein seelisches oder ein körperliches, ist immer in der Gegenwart und ist immer *hier*, während der Verstand immer in der Vergangenheit ist oder der Zukunft. Und er ist immer woanders, indem er nämlich *vergleicht* – zum Beispiel mich mit dem Konkurrenten. Das heißt doch: Gerade das Wahrnehmen des Schmerzes ermöglicht es mir, in die Gegenwart zu kommen. Indem ich mich ganz diesem Phänomen zuwende, verliere ich die Gedanken aus dem Auge. Und damit die Geschichte, die mich in die Eifersucht getrieben hat.

Das ist schon mal was. Aber es kommt noch besser: Der Schmerz wird schwächer werden – durch die Aufmerksamkeit, die wir ihm geben. Das haben Sie inzwischen wahrscheinlich schon ausprobiert. Es ist wieder derselbe Mechanismus: Wo das Licht des Bewusstseins hinfällt, entsteht Ordnung, entsteht Heilung. Aber hatten wir nicht gerade gesagt, der Schmerz der Getrenntheit kann nicht vergehen? Richtig. Die Erfahrung ist aber: Der Schmerz wird tatsächlich weniger. Probieren Sie es aus! Wie kann das sein? Die oberflächliche Erklärung ist: Zwar bleibt die Sehnsucht nach „Wiedervereinigung"; und diese Sehnsucht ist ein tiefer, tiefer Schmerz. Aber bei der Eifersucht bekommt der Schmerz eine egoistische Ummantelung: der Verlust des „Besitzes", die Niederlage gegen den Konkurrenten, die Demütigung in den Augen der anderen usw. – all das fügt relative Schichten zu diesem Schmerz hinzu. Und diese relativen Komponenten können geheilt werden.

Die tiefere Erklärung jedoch scheint mir folgende zu sein: Jeder Schmerz ist ein Phänomen, das heißt: eine Erscheinung. Eine Erscheinung wovon? Von dem, was dahinter steht. Und was steht hinter allem? Das Sein, die Quelle, die Grundlage, Gott... Wenn ich mir jetzt die Erscheinung genau anschaue und wirklich tief in sie eindringe, dann erfahre ich quasi feinere Ebenen des Phänomens. Und das heißt, ich komme seinem Grund näher. Das Bild des Strudels: Wenn ich mich widerstandslos hineinfallen lasse, komme ich schließlich unten an (und dann wieder nach oben). Oder ein anderes Bild: Der Schmerz ist wie ein dunkler Tunnel. Wenn ich weit genug hineingehe, komme ich am anderen Ende wieder heraus. Am Ende jedes Tunnels aber ist das Licht! Das Licht steht hier für die Wahrheit. Wenn ich also zum Zentrum des Schmerzes komme, finde ich die Wahrheit!

Ist das nicht etwas abgehoben? Erinnern Sie sich, was ich über die Freude sagte: In der Tiefe jeder Erfahrung erwartet uns Freude. Warum? Weil ich in der Tiefe jedes Phänomens, also auch des Schmerzes, das allumfassende und allesverbindende Sein finde. In der Weisheitslehre des Veda wird diese Grundlage Sat-Chit-Ananda genannt: Sein, Bewusstsein, Glückseligkeit. Sie ist der Kern von allem, was existiert. Sie ist das *Sein*, das uns alle verbindet – logisch: Alles, was ist, *ist*. Und sie ist Glückseligkeit – daher die Freude. Sie ist auch Bewusstsein; sie ist also nicht nur objektiv, sondern auch subjektiv, d.h. die Basis unserer eigenen Psyche. Meiner Psyche und auch der Psyche meines Partners – und der Psyche meines Konkurrenten! Sie ist wahrlich das, was uns alle verbindet.

Was nützt uns das? Wenn ich in die Tiefe eines Gefühls gehe, überschreite ich tatsächlich Stück für Stück die Begrenzungen. Ich komme wieder in Kontakt mit meinem Urgrund. Ich gewinne wieder Geborgenheit im allumfassenden Sein. Und damit verschwindet der Schmerz der Getrenntheit. Ich sehe, dass die Trennung nicht existiert und nie existiert hat. Wozu dann noch Eifersucht? So hart es vielleicht klingen mag: Ich *brauche* den andern nicht. Ich bin ja schon ganz, weil ich letztlich alles bin.

Nun, ich will nicht behaupten, dass wir zu dieser Realisation schon bei der ersten Sitzung Heilenden Wahrnehmens kommen. Aber ein Stück weit in die Richtung wird es gehen. Und damit wird sich der Schmerz des Verlustes und der Trennung verringern.

Neid

Noch ein Wort zum Neid. Er ist teilweise verwandt mit der Eifersucht. Neid ist das Leiden darunter, dass es der andere besser hat als ich. Dass er die Wünsche verwirklicht hat, die ich mir bis jetzt nicht erfüllen konnte. Warum leide ich darunter? Nun, da ist wieder das allgemeinmenschliche Streben, der Beste, Erfolgreichste, kurz der Oberste zu sein. Das kommt noch aus der Tierwelt – *falls* sich die Menschheit überhaupt aus der Tierwelt entwickelt hat (vielleicht war es umgekehrt!). Jedenfalls ist es wie bei allen in Gemeinschaften lebenden „höheren" Tieren. Wenn der andere etwas hat, was ich nicht habe, bin ich ihm offensichtlich in dem Punkt unterlegen. Und so ist mein Grundbedürfnis verletzt, überlegen zu sein, – Schmerz ist die Folge. Das ist also ganz „menschlich". Wohl jeder kennt es. Schlimmer wird es dadurch, dass uns gesagt wurde, so sollte man nicht sein. Aber wenn wir unsere Natur erst einmal akzeptiert haben, ist das alles halb so schlimm. Schließlich „können wir nichts dafür"! Denn haben wir uns *gewünscht*, neidisch zu sein? Oder haben wir uns dafür entschieden? Nein, „es kommt über uns". Wenn wir unsere subtilen Selbstvorwürfe erst einmal beiseite gelegt haben, ist schon mal ein Teil des

Leidens weg. Und vor allem ist jetzt die Chance, dass wir den Neid „überwinden" bzw. heilen können. Also auch hier: das schmerzhafte Neidgefühl einfach liebevoll umarmen! Dann wird es sich verziehen.

Und hier kommt wieder dasselbe Prinzip zur Wirkung, das uns eben bei der Eifersucht aufgestoßen ist: Neid setzt voraus, dass ich mich vom anderen getrennt fühle. Sogar sehr getrennt! Nicht nur, dass ich an seinem Glück nicht teilnehme; nein, ich leide sogar darunter! Das geht doch nur, wenn der andere nicht nur fremd ist, sondern im Grunde schon ein Gegner ist, zumindest ein *Konkurrent* um die knappen Ressourcen. Da haben wir noch ein anderes Gefühl: „Es ist nicht genug da für alle". Dies ist eine andere Ausprägung des Grundgefühls, dass ich allein in einer feindlichen Welt lebe. Ich bin nicht geborgen; ich muss kämpfen, um das zu bekommen, was ich brauche und was mir Befriedigung gibt; alle anderen sind fremd und Gegner. Das Schlimmste aber: Ich bin getrennt von meinem Ursprung, von der Ganzheit, das heißt, von Gott.

Was also ist die Lösung? Wieder Erkenntnis, wieder Wahrheit. Nämlich die Wahrheit, dass ich gar nicht getrennt bin; dass ich immer noch eins mit Gott bin. Wenn ich das erkenne, fühle ich mich geborgen. Ich brauche eigentlich nichts, denn mein Grundbedürfnis ist erfüllt. Und ich sehe zugleich: Auch der andere ist Gott. Er ist eins mit mir. Seine Freude ist dann auch meine Freude. Neid wird dann völlig abwegig und unvorstellbar. Dahin könnte man kommen. Das wär doch schön, nicht wahr?

Nun, wie kommen wir dahin? Ganz von alleine. So hat Gott die Schöpfung eingerichtet: dass jede Seele wieder zu ihrem Ursprung zurückfindet. Der Mechanismus allerdings, der uns dorthin zurücktreibt, beinhaltet i.A. Leiden. Leiden ist *der* Standard-Antrieb, sich zu entwickeln. Gibt es keine Alternativen? Doch. Nach denen hat die Menschheit ja schließlich seit Ewigkeiten gesucht. Alle Techniken der Meditation und des Yoga, alle Systeme des Satsang (Zusammensein mit Erleuchteten) etc. sind aus diesem Streben hervorgegangen.

Ich möchte hier eine Methode empfehlen – Sie ahnen es schon: Heilendes Wahrnehmen. Denn auch dies ist eine Methode des spirituellen Voranschreitens – und dazu noch eine leichte und anstrengungslose. Wenn ich etwas rückhaltlos wahrnehme und bei dieser Wahrnehmung bleibe, eröffnen sich mir feinere und feinere Ebenen dieser Erfahrung. Bis ich sozusagen an ihren Kern komme. Und dann ist es nur noch ein winziger Schritt, dass ich auch die allumfassende Grundlage dieser – und aller – Erfahrung erreiche. Und das ist das reine *Sein*, das ja definitionsgemäß allem *Seienden* zugrunde liegt. Dieses Sein ist dasselbe in allem und in allen, also in mir wie auch in meinem Konkurrenten. Auf dieser Ebene herrscht Einheit. Der andere ist ein Teil von mir.

Würde ich mir selbst etwas missgönnen? Würde ich einem Teil von mir etwas missgönnen – etwa meinem Finger? Nein, niemals. Also auch nicht irgendeinem anderen Menschen. Neid ist nicht mehr möglich.

Um zu dieser Ebene und zu dieser Verwirklichung zu kommen, kann ich jede beliebige Erfahrung benutzen. In unserem Fall bietet sich das Neidgefühl selbst an, das uns überfallen hat. Wenn es gerade unser Bewusstsein dominiert, wird es uns leicht fallen, dabei zu bleiben. Wir können uns gerade durch dieses Gefühl in die Tiefe ziehen lassen. Es ist sehr interessant: Das Neidgefühl ist doch eigentlich etwas Schmerzhaftes und Unangenehmes. Trotzdem: Wenn wir nicht vor ihm fliehen, werden wir feststellen, dass es auch Attraktives hat. Es zieht uns tatsächlich in sich hinein. Das liegt daran, dass seine subtileren Ebenen näher und näher an dem Sein liegen, das ja bekanntlich die Natur der Glückseligkeit hat („Ananda"). Also durch das Schmerzhafte zur Freude! Hier: durch das Neidgefühl zu einem Zustand, wo es keinen Neid mehr geben kann.

So komme ich wieder zu dem Punkt: Wir brauchen nicht das Geringste zu „tun", einfach nur dabeibleiben, nicht weglaufen. Das reicht schon. Sogar jegliches „Hineinsteigern", von dem ich oben mal sprach, ist nur ein vorübergehendes Hilfsmittel, um den *Widerstand* aufzugeben. Wenn ich meinen Hund sehe, der vor mir liegt, brauche ich mich nicht in die Wahrnehmung „hineinzuknien" oder so was. Es reicht, dass ich den Blick dahin wende – dann sehe ich ihn automatisch. Mit dem Neid ist das genauso, ich brauche nur dabeizubleiben. Der Unterschied zum Hund ist: Dort halten mich die materiellen Sinne auf der groben Oberfläche des Objektes fest. Neid dagegen nehme ich mit dem *inneren* Sinn wahr, also mit dem Bewusstsein selbst. Bewusstsein trifft hier auf Bewusstsein, verbindet sich mit ihm. Bewusstsein erkennt Bewusstsein wieder und wird eins mit ihm. Das nennt man Transzendieren. Und das ist zugleich Heilen.

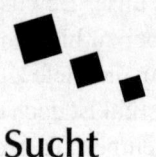

Sucht

Heilendes Wahrnehmen und Sucht. Auch hier eine Hoffnung? Ja. Zwar wird Sucht nicht primär als ein Gefühl angesehen, aber es hat eine Gefühls-*Komponente*. Jeder Sucht liegt ein Gefühl zugrunde – welches in Erscheinung tritt, sobald der Gegenstand der Sucht nicht unmittelbar zur Verfügung steht. Viele von uns sind irgendwie süchtig. Wir brauchen nicht gleich an Drogen-Sucht oder Alkoholismus zu denken. Sucht ist jedes intensive Verlangen, das über das biologisch Sinnvolle hinausgeht. Nehmen wir als Beispiel mal die weit verbreitete Ess-Sucht. Der Süchtige merkt in diesem Fall häufig gar nicht, dass er süchtig ist. Warum nicht? Weil praktisch immer etwas zu naschen zur Hand ist. So tritt das Sucht-*Gefühl* gar nicht ins Bewusstsein. Wenn aber *nichts* da ist oder wenn wir uns vor dem Buffet versuchen *zurückzuhalten*, weil wir eigentlich schon über-satt sind und wissen, dass jeder weitere Bissen uns krank macht, *dann* tritt ein quälendes *Gefühl* zutage. Das kann bei Ess-Süchtigen so quälend sein, dass es praktisch unmöglich ist, nichts mehr in sich hineinzustopfen. Ehrlich gesagt, hatte ich selbst mal so eine Phase. Es war so schlimm und absolut quälend, dass ich in solchen Situationen das Gefühl hatte: Lieber sterbe ich, als dass jetzt nichts den Schlund runterläuft. Das war ein Extrem, aber ein klein wenig in die Richtung geht es bei vielen. Seltsamerweise gerade auch bei spirituell Suchenden. Eigentlich nicht so verwunderlich, denn jede „Sucht" ist ein „Suchen" – schon die Sprache sagt es. Was suchen wir? Jeder Mensch sucht letztlich die Einheit mit seiner Quelle, mit dem Ursprung, mit Gott. Wir hatten das eben schon: In jedem Menschen ist in der Tiefe die Qual, dass er getrennt ist, und die intensive Sehnsucht, wieder vereint zu werden. Meist sind wir uns dessen nicht bewusst. Wenn jedoch diese Sehnsucht etwas mehr an die Oberfläche des Bewusstseins kommt, dann äußert sie sich als spirituelle bzw. religiöse Suche. Oder aber in irgendeiner Sucht! Der Süchtige vertut sich sozusagen im Ziel: Eigentlich sucht er das Aufgehen in der allumfassenden Einheit; stattdessen wird dieses Suchen auf eine körperliche Befriedigung projiziert. Zum Beispiel erhofft sich der Ess-Süchtige die Einheit, indem er etwas in sich hineinschlingt – das ist ja auch eine Vereinigung! Oder aber: Der Süchtige sucht den absoluten Frieden in dem Vergessen des Rausches. Das alles funktioniert natürlich nicht, weil diese Arten von Vereinigung vergänglich sind. Wir suchen aber Ewigkeit.

Ein Gefühl ist also immer dabei, bei der Sucht: ein Gefühl der Qual, dass wir getrennt sind, dass wir nicht im Frieden sind. Kann dieses Gefühl durch Aufmerksamkeit geheilt werden wie die anderen Gefühle? Diese Frage stellt sich, denn die Qual der Einheitssehnsucht ist, wie schon gesagt, etwas anderes als die normalen Gefühle. Letztere sind sozusagen Bewegungen bzw. Modifikationen im Emotionalkörper. Und diese wiederum werden sehr häufig bedingt durch hormonelle Vorgänge im grobstofflichen Körper. Jedes Gefühl ist etwas Relatives – im Sinne von: nicht absolut. Und alles Relative lässt sich verändern.

Anders mit der Sehnsucht nach absoluter Einheit. Sie gehört zu unserer allertiefsten Natur und ist daher quasi absolut. Diese – letztlich verzweifelte – Sehnsucht können wir nicht „loswerden" – ehe wir nicht wieder in der vollkommenen Einheit aufgegangen sind – bzw. erkannt haben, dass wir sie gar nicht verloren haben. Die Trennung wird uns immer eine Qual bleiben.

Wäre dann „Sucht" letztlich unheilbar? Dafür spräche, dass sehr viele Süchtige immer wieder rückfällig werden; und wenn nicht das, so doch ein Leben lang auf der Hut sein müssen, weil „es" noch in ihnen sitzt. Die Sehn-„Sucht", die jeder in sich trägt – selbst wenn es ihm nicht bewusst ist –, ist tatsächlich unheilbar.

Was aber schon *vor* der „Erleuchtung" geheilt oder zumindest gelindert werden kann, ist die *fehlgeleitete* Sehnsucht. Dass sich das Verlangen auf eine Droge richtet oder auf Essen oder was sonst noch Gegenstand der Sucht sein mag – das ist doch irgendwie eine Störung im System. Und jede Störung kann durch Aufmerksamkeit beeinflusst werden. Denn Aufmerksamkeit ist Bewusstsein und hat damit eine Intelligenz, eine ordnende Kraft in sich. Bewusstsein kann Bewusstsein heilen, und unser psycho-physisches System ist letztlich auch Bewusstsein.

Von der Theorie her also kein Problem. Und in der Praxis? Meine Erfahrung ist, dass Heilendes Wahrnehmen Sucht tatsächlich heilen kann, aber sehr langsam. Es braucht viel

Zeit, Geduld und Disziplin – die gerade bei Süchtigen oft nicht vorhanden ist.

Wie gehen wir vor? Bleiben wir einfachheitshalber bei der Ess-Sucht – ansatzweise kennt die ja fast jeder. Wenn wir vor dem Kühlschrank stehen und es kommt der Drang auf, jetzt etwas in uns hineinzustopfen, was eigentlich nicht nötig ist – dann sagen wir uns: Stopp! Du kriegst gleich dein Leckerli. Aber du wirst es doch wohl aushalten, zehn Sekunden zu warten – oder nicht? Dann fangen wir an, langsam bis zehn zu zählen und fühlen gleichzeitig die Herzgegend. Wir versuchen, das leicht quälende Gefühl zu fassen zu bekommen, das nach Befriedigung schreit. Wir fühlen es mit ganzer Aufmerksamkeit – wie gehabt. Dann, nach zehn Sekunden, nehmen wir uns das, was wir uns eben versprochen haben, und essen es mit großer Aufmerksamkeit, genießen es bis zum Exzess. (Das „Genießen" ist ein Trick von Osho, der damit schon Raucher von ihrer Sucht befreit hat.) Die andere Möglichkeit: Nach zehn Sekunden fragen wir uns: Würde es dir was ausmachen, noch mal zehn Sekunden zu warten? Du hast es eben schon geschafft, noch mal dasselbe hältst du doch noch aus – oder? Wenn ja – wieder volle Aufmerksamkeit auf das Gefühl (i. Allg. im Herzen). Und so vielleicht noch ein drittes Mal, ein viertes Mal. Dann ist im Normalfall das quälende Gefühl verklungen, und wir können uns, stolz auf diesen kleinen Sieg, vom Kühlschrank entfernen. Wenn nicht, dann also Oshos Strategie: ganz langsam essen und mit voller Aufmerksamkeit genießen. Das wird auf längere Sicht, wenn wir es jedes Mal machen, die Sucht zum Verschwinden bringen.

Im Übrigen dürfte klar sein: Auch mit „meiner" Methode kriegen wir die Sucht nicht mit einem Mal weg. „Wegkriegen" ist sowieso kein schönes Wort. Alles, was wir „wegkriegen" wollen, wird sich an uns festkrallen. Was man bekämpft, stärkt man. Wir haben hier wieder einmal eine paradoxe Situation: Wir möchten die Sucht gerne loswerden; nur deswegen machen wir ja das Heilende Wahrnehmen! Andererseits funktioniert dieses nur wirklich, wenn wir unsere Sucht völlig akzeptieren, völlig lieben und sie umarmen. Ein Widerspruch in sich. Der kann nur so gelöst werden, dass wir in dem Moment *nicht* die *Beseitigung* der Qual im Auge haben, sondern vielmehr die Freude, die uns im Innern oder am anderen Ende des Schmerzes erwartet. Das geht am besten folgendermaßen: *Stellen Sie sich vor*, sie werden diesen Schmerz *niemals* loswerden. Bis zum Ende Ihres Lebens nicht. Wie können Sie dann noch glücklich werden? Nur *mit* dem Schmerz. Nur indem Sie die *Freude* erfahren, die in der Mitte des Schmerzes liegt – *wenn* man völlig in ihn hineingeht. Alles, was man hundertprozentig auskostet, wird zu Freude, wie ich schon sagte. Dann könnte man trotz Schmerz ein erfülltes Leben führen. Diese Vorstellung hilft uns, wenn wir mit dem Heilenden Wahrnehmen anfangen. Der Nebeneffekt wird jedoch sein, dass der Schmerz verschwindet.

Er verschwindet jedenfalls *fürs Erste*. In der Regel kommt er jedoch bei der nächsten Gelegenheit wieder zum Vorschein. Aber, wie ich schon erklärt habe: Das ist nicht genau derselbe Schmerz. Es ist nur eine neue Scheibe derselben Salami. Mit jeder „Sitzung" des Heilenden Wahrnehmens schneiden wir eine neue Scheibe ab. Bis die ganze Wurst aufgezehrt ist. Dann und erst dann sind wir von dieser Sucht befreit.

Das ist im Allgemeinen ein langer Weg, der viel Geduld erfordert. Denn es ist eine lange Wurst. Das bedeutet: Diese Fehlsteuerung – nämlich dass ich statt der wahren Einheit die Schein-Vereinigung mit dem Suchtobjekt suche – ist sehr tief verankert, wie eine uralte Gewohnheit. Es *ist* eine Gewohnheit! Und vielleicht kennen Sie den Spruch: Eine Gewohnheit beginnt wie ein Spinnwebenfaden, wird dann zu einem Band, einem Seil und schließlich zu einem Stahlseil. An dem Stahlseil müssen wir lange feilen, bis es durchgetrennt ist. Aber es kann gelingen – mit Geduld und Ausdauer.

Zumindest werden wir es nach einiger Zeit leichter haben, das *Gefühl* von der *Handlung* zu entkoppeln. Vielleicht bleibt das quälende Gefühl noch lange, lange bestehen. Aber wenn wir regelmäßig „trainieren", also immer wieder eingehend wahrnehmen – dann werden wir es mehr aus der Distanz sehen können. Eben als ein Gefühl. Oder kalt ausgedrückt: als ein Objekt der inneren Wahrnehmung: Schmerz ist da – na und? Deswegen brauche ich ihn ja nicht durch äußere Mittel zu überdecken, die mir schaden! Ich bekomme den inneren Abstand: Die Droge ist ja nur ein Pflaster; danach wird die Qual wieder auftauchen. Warum sie nicht gleich aushalten? Zu dieser Stärke komme ich nur, wenn ich erstens das Gefühl eindeutig identifiziere, zweitens erfahre, dass es sich vermindert, wenn ich es längere Zeit fühle, und drittens erfahre, dass ich noch leben kann, auch wenn ich die Droge nicht nehme.

Allgemeine Bemerkungen

Wir haben bis jetzt das Heilende Wahrnehmen (HW) an einigen Beispielen durchgekaut. Es dürfte inzwischen klar sein, dass wir das Heilende Wahrnehmen auf alle, aber auch wirklich alle Erfahrungen anwenden können, die mit einem Gefühl verbunden sind.

Leben ist Fühlen. Wir fühlen ständig. Und häufig wissen wir es gar nicht. Wer nicht fühlt, der lebt nicht. Das Denken ist nur eine Beigabe, eine Umrahmung des eigentlichen Lebens, das aus Gefühlen besteht. Das müssen wir uns nur einmal klar machen. Denn viele wissen gar nicht mehr, dass sie fühlen. Die Gefühle werden nicht beachtet. Sie sind so selbstverständlich im Hintergrund, dass wir sie gar nicht mehr bemerken. Oder sie kommen gar nicht mehr ins Bewusstsein, weil wir sofort reagieren. Erinnern Sie sich an den Hasen? Er hat kaum ein Angstgefühl. Er läuft einfach weg, bevor ein Gefühl bewusst wird. Und so ist es auch beim Menschen. Viele fühlen nicht mehr, sie reagieren nur.

Aber sie fühlen eben doch, nur ist es ihnen nicht bewusst. Und wenn es negative Gefühle sind, so ist da auch ein leichtes

Leiden im Hintergrund. Dauernd so ein nagendes Gefühl – das kann die Nerven ganz schön kaputt machen und die Grundstimmung versauen. Vermutlich werden diejenigen, die in diesem Boot sitzen, dieses Buch hier nicht lesen. Aber wer sich hier wiedererkennt, dem kann ich empfehlen, sich einfach mal still hinzusetzen und zu schauen, was da für Hintergrundgefühle ablaufen. Vielleicht merkt er, dass er grundlegend unzufrieden ist; oder dass er in einer ständigen leichten Angst lebt; oder dass noch immer die peinliche Situation von heute Morgen in ihm arbeitet. All das sind Gefühle.

Und jetzt nicht den Fehler machen, *verstehen* zu wollen, was da eigentlich heute Morgen abgelaufen ist. Oder warum ich unzufrieden bin mit meinem Leben. Letzteres wäre natürlich auch nicht unwichtig zu wissen. Vielleicht könnte ich ja etwas Grundlegendes ändern! Aber es ist keine Gefahr, diese Überlegungen zunächst einmal zurückzustellen. Erst mal das Gefühl als solches genau betrachten. Das Interessante ist, dass während solch einer „Sitzung" manchmal eine neue Klarheit hochkommt: Plötzlich weiß ich, weswegen ich unzufrieden bin; oder weswegen ich Angst habe. Dann kann ich hinterher daran gehen, bewusst nachzudenken, was ich an der Situation ändern könnte. Hinterher nachdenken ist okay. Durch das Verarbeiten des Gefühls ist mein Geist freier und klarer geworden. Ich habe einen gewissen Abstand gewonnen und kann jetzt effektiver entscheiden und planen. Dann wird sich oftmals ein neuer Optimismus einstellen, eine neue Hoffnung, dass ich aus der Bedrückung oder der Spannung herauskommen kann und werde.

Leben ist Fühlen. Leben ist Erfahren. Viele sagen: Erfahren ist der Sinn der Schöpfung. Gott hat diese Welt geschaffen, um zu erfahren. Wen oder was? Sich selbst. Unsere Augen sind Gottes Augen, unsere inneren und äußeren Sinnesorgane sind seine Organe, durch die er sich selbst erfährt. Wenn wir also Gott einen Gefallen tun wollen und damit unserem tiefsten Selbst, dann sollten wir nun aber auch wirklich erfahren! Nur dadurch erfüllen wir den Sinn der Schöpfung und unseres speziellen Lebens.

Die Natur ist allmächtig. Solange wir uns gegen unsere Aufgabe wehren, nämlich zu erfahren, werden wir auf der Stelle treten. Die Erfahrung, auf die wir uns nicht wirklich einlassen, wird nicht zu einem Abschluss kommen, zu einem organischen Ende. Eine „gesunde" Erfahrung bewegt sich wie eine Sinus-Kurve, wie die Oberfläche einer Welle: Sie steigt auf bzw. schwillt an, erreicht ihren Höhepunkt und sinkt dann wieder in sich zusammen. Dann ist sie erfüllt, und eine neue Welle, eine neue Erfahrung, rollt heran. So kommt Welle nach Welle der Erfahrung. Und so entwickeln wir uns und wachsen. Wenn wir aber die Erfahrung nicht wirklich haben wollen und einen Deckel drauftun, dann wird sie unter dem Deckel weiter schwelen und von unten dagegendrücken. Sie wird drücken und drücken, bis wir eines Tages nachgeben und sie frei lassen.

Eine unterdrückte Erfahrung dauert länger. Und nicht nur das: Die Natur wird uns immer wieder gleichartige Situationen vorsetzen, durch die wir dasselbe Gefühl erfahren können. Bis wir eines Tages die Erfahrung wirklich auskosten und voll ausleben. Erst dann kann sie abgeschlossen werden. Erst dann haben wir unsere „Aufgabe" erfüllt.

„Heilendes Wahrnehmen" ist nichts anderes als einfach Erfahren. Heilendes Wahrnehmen bedeutet: die Erfahrung zulassen, nicht deckeln, nicht flüchten; nicht ablenken lassen durch anderes, was plötzlich von der Seite reinschießt und sich wichtig macht. Ansonsten brauchen wir nichts zu „tun". Die Aufmerksamkeit geht sowieso zu dem dominanten Gefühl, sobald wir uns entschlossen haben, wirklich zu fühlen, und uns nicht in der „Geschichte" und den Gedanken festhalten lassen.

Noch einen **Fehler** sollten wir vermeiden: Gerade wenn wir uns brav vorgenommen haben, jetzt mal ein bestimmtes Gefühl wirklich zu fühlen und quasi zu Ende zu bringen, kann es vorkommen, dass irgendwann ein anderes Gefühl quer reinschießt. Es kann sein, dass dieses gerade in dem Prozess hervorgelockt wird, vielleicht weil es irgendwie mit „unserem" Gefühl zusammenhängt (an dem wir gerade „arbeiten"). In solch einem Moment ist die Tendenz, dass wir zu dem „neuen" Gefühl sagen: „Lass mich noch etwas in Ruhe. Ich bin gerade bei Gefühl A; das möchte ich abschließen und zum Verschwinden bringen." Das wäre natürlich verkehrt. Ich sagte schon: Die Natur organisiert immer optimal, welche der versteckten Ladungen zu welcher Zeit an die Oberfläche kommt. Wenn jetzt ein neues Gefühl hervortritt und Aufmerksamkeit erheischt, dann sollten wir es definitiv nicht zur Seite drängen, weil wir uns gerade mit einem anderen Gefühl beschäftigen. Damit würden wir der Natur ins Handwerk pfuschen. Sie weiß es besser als wir. Wir würden mit unserem kleinen Verstand nicht einschätzen können, was wichtiger ist – selbst wenn wir das *Prinzip* richtig verstanden haben, dass es gut ist, bei einem Gefühl zu bleiben, solange es noch Aufmerksamkeit auf sich zieht. Aber in diesem Fall ist es ja gerade das *neue* Gefühl. Es ist gut, jetzt locker zu lassen und zu sehen, wohin unsere Aufmerksamkeit am meisten gezogen wird. (Kann ja auch sein, dass das „alte" Gefühl sich sehr schnell als stärker erweist. Dann ist es okay, sich zu ihm zurückziehen zu lassen.) Wenn aber das neue Gefühl stärker ist, dann versteifen wir uns nicht auf das, was wir uns vorgenommen haben. Sonst würden wir ja das frisch hervorkommende Gefühl verdrängen. Irgendwann, wenn wir mit dem neuen Gefühl – jedenfalls vorläufig – fertig sind, können wir wieder ganz ruhig nach dem ursprünglichen Gefühl schauen und sehen, was da noch los ist. Nichts geht verloren, und so wird die Natur ganz sicher dafür sorgen – und sei es auch später –, dass auch das erste Gefühl zu seinem Recht kommt und schließlich geheilt wird.

Das Bewerten der Gefühle

Leben ist Fühlen. Wir fühlen immer, ob wir es wissen oder nicht. Und wenn wir es nicht wissen, so liegt es daran, dass wir die Gefühle „unten" halten. Und einer unserer Hauptmechanismen dabei ist, dass wir alle Gefühle, die sich am Horizont zeigen, sofort bewerten. Wir teilen sie ein in gute und schlechte Gefühle. Woher kommt das nun wieder? Im Wesentlichen durch unsere Erziehung. Uns ist von Kindheit an beigebracht worden, dass „man" gewisse Gefühle nicht hat. Entweder ist uns das direkt gesagt worden; oder wir sind für gewisse Gefühlsreaktionen sogar bestraft worden. Oder aber man hat von gewissen Gefühlen gar nicht geredet. Sie waren tabu. In meiner Familie war es z.B. – tatsächlich! – noch die Sexualität. Darüber wurde einfach geschwiegen, und wenn das Gespräch doch mal in die Richtung zu gehen drohte, so wurde es abgebogen. Das hat natürlich ein Kind gemerkt. Da war was, was nicht so richtig sein durfte, von dem man nicht redete… Oder andere Gefühle, wie Hass oder Neid – in irgendeiner Form wurden wir immer wieder darauf hingewiesen, dass man so etwas nicht hatte und nicht haben durfte. Diese Konditionierungen sind ganz tief in uns verankert.

Nicht nur das Wissen um gut und schlecht ist fest verankert, nein, außerdem wurden wir noch zu einer ständigen Wachsamkeit geschult. Wir lernten nicht nur, dass gewisse Gefühle „schlecht" sind, sondern wir lernten auch, höllisch aufzupassen, dass solche Gefühle gar nicht erst kamen. Klar, wir wollten ja geliebt werden. Und wer „schlecht" war, den kann man ja nicht lieben. Also bloß nicht „böse" sein, damit das nicht passiert. So gerieten wir irgendwann in eine ständige Habachtstellung, um jedes unschöne Gefühl sofort im Entstehen abzufangen.

Das Bewerten der Gefühle ist uns also in Fleisch und Blut übergegangen. Und das ist eine dumme Situation. Denn Bewerten bringt mit sich, dass wir die Gefühle verdrängen. Und das macht es uns unmöglich, die Gefühle zu heilen – da wir sie ja nicht richtig wahrnehmen. Und selbst wenn die Gefühle nicht völlig verdrängt wurden, so impliziert das Bewerten doch einen *Widerstand*. Und wir haben gehört: Alles, was wir nicht wollen und wegschieben, wird gerade dadurch stärker. Das heißt: Alles, was wir negativ bewerten, können wir nicht loswerden, und wir können es nicht heilen.

Also besser wäre es, wir würden nichts bewerten, nicht wahr? Da liegt schon wieder der Hase im Pfeffer. Wenn ich sage: „Besser wäre…", so bewerte ich ja schon wieder, nämlich das Bewerten selbst – zwar nicht in den Kategorien „gut" und „böse", aber nach den Kategorien „nützlich oder „schädlich"! Zu dumm. Bewerten ist offensichtlich schädlich, aber das „darf" ich auch wieder nicht sagen, denn dann fixiere und stärke ich ja das Bewerten, welches ich gerade loswerden will!

Wie komme ich aus diesem Teufelskreis heraus? Bewerten ist nicht gut, aber ich darf es auch nicht ablehnen, denn jedes Ablehnen setzt wieder ein Bewerten voraus. Was bleibt? Zunächst einmal muss ich mir überhaupt *klarmachen*, *dass* ich bewerte, und zwar ständig! Dazu haben wir ja mit diesem Text schon einige Vorarbeit geleistet. Was wir tun können, ist, einfach mal drauf zu achten, wie wir ständig beurteilen und werten: gut, nicht gut, nützlich, schädlich, angenehm, unangenehm, sympathisch, unsympathisch usw. So geht es den ganzen Tag, bei allem, was wir sehen, was wir fühlen, ja, was wir denken. Wir merken es gar nicht mehr. So schnell ist unser Urteil zur Hand. Fragen Sie sich mal einige Tage bei allem, was von innen oder von außen auf Sie zukommt: Nehme ich diese Sache, diesen Menschen oder dieses Gefühl einfach nur wahr, oder lehne ich es sofort ab, wenn auch nur subtil? Vielleicht werden Sie über sich schockiert sein, wie schnell und häufig Sie bewerten.

Und wenn wir das Bewerten nun bemerkt haben, dann tun wir das, was wir schon gelernt haben: Wir akzeptieren es; wir wenden uns ihm liebevoll zu. Wir sagen zu ihm: Liebes Bewerten, du bist offensichtlich Teil meiner Natur, meines Lebens. Und ich akzeptiere dich! Du darfst ruhig da sein. (Wir haben dabei möglichst nicht den Hintergedanken, es loszuwerden! Das Bewerten ist ja nicht dumm. Es würde sofort merken, woher der Wind weht; es wird sich nur einigeln und nach kurzer Zeit wieder aus seinem Versteck hervorkommen!). Also, wir akzeptieren, lieben und umarmen unsere Eigenart, alles zu bewerten. Dann wird sich das Bewerten entspannen – und wird dann auch mal bereit sein, uns das Gefühl selbst genauer anschauen zu lassen, welches wir bewertet und damit bedrängt oder verdrängt hatten. Das

Gefühl nämlich, an welches wir ja eigentlich rankommen möchten. Auf diese Weise können wir unsere Gefühle quasi objektiv wahrnehmen – und dadurch heilen. Das Bewerten steht sozusagen nur daneben und sagt: Dieses Gefühl ist nicht gut, aber guck es dir ruhig mal an.

Zwei Überlegungen können uns helfen, mit unseren Gefühlen liebevoll umzugehen und sie nicht wegzuschieben. Das Erste ist, dass wir nichts für unsere Gefühle „können". Jedenfalls nicht in dem Moment, wenn sie auftauchen. Haben wir uns entschieden, neidisch zu sein? Haben wir unseren Hass „gemacht"? Nein, die Gefühle tauchen von allein auf, sie sind plötzlich da. Woher sie kommen, wissen wir nicht. Kommen sie aus unserem Hormonsystem? Kommen sie aus alten Ladungen aufgrund früherer Erfahrungen? Kommen sie aus dem kollektiven Bewusstseinsfeld? Im Einzelfall ist das nicht festzustellen. Jedenfalls sind die Gefühle nicht unser Produkt. Wir sind ihnen vielmehr ausgeliefert. Deswegen brauchen wir ihretwegen auch keine Schuldgefühle zu haben; ja, wir brauchen sie nicht einmal abzulehnen. Wir können sie betrachten als ein Phänomen, das erscheint. Wir können sie beobachten – anstatt sie sofort weghaben zu wollen.

Das Zweite und Wichtigere ist, dass es überhaupt keine *schlechten* Gefühle gibt! Gut und Schlecht – das sind menschliche Kategorien. Sie sind uns anerzogen. Schlecht heißt einfach: Solche Gefühle bewirken, dass andere uns – wahrscheinlich – weniger lieben werden. Das ist aber nicht eine innere Qualität unserer Gefühle selbst, sondern eine – vielleicht auch nur vermutete – Reaktion der anderen. „Schlecht" – das ist also eigentlich ein Problem der anderen und nicht meins. Vor Gott gibt es keine schlechten Gefühle.

Vor Ihm gibt es überhaupt kein Gut und Schlecht! Schließlich hat er alles geschaffen und hält alles in seinen Händen. Er hat dafür gesorgt, dass es Licht und Schatten gibt, Hell und Dunkel, aufbauend und zerstörerisch. Diese Polarität *muss* es geben, wenn es überhaupt eine Schöpfung geben soll. Denn Schöpfung heißt doch: Vielfalt, Bewegung, Entwicklung, Spiel. Was wäre das für ein Film, in dem es keine Helligkeitsunterschiede gäbe? Man könnte nichts erkennen, es wäre überhaupt kein Film. Es muss Hell und Dunkel geben. Es muss positiv und negativ geben, damit überhaupt ein Spiel entstehen kann. Was wäre das – in demselben Beispiel – für ein Film, in dem lauter Gute miteinander agieren würden und wo ihnen immerzu nur Gutes begegnen würde? Total langweilig; wir würden schnellstmöglich das Kino verlassen. Und so ist es auch mit der Schöpfung. Es muss die „negative" Seite geben, damit sich die Seele in der Auseinandersetzung mit ihr zu Gott zurückentwickeln kann. Für Gott ist also das „Böse" genauso wichtig wie das Gute. Ja, er bewertet gar nicht. Es sind einfach zwei Seiten derselben Münze, beide gleichermaßen notwendig und „gut", damit es Schöpfung geben kann.

Unsere Gefühle sind ein Teil dieses Spiels, sie sind wahrscheinlich der wichtigste Faktor darin. Also, negative Gefühle gehören dazu. Wenn aber Gott unsere Gefühle akzeptiert – warum sollten wir es nicht? Klar, wir wollen nicht unbedingt bei ihnen bleiben. Wir wollen ja schließlich ein Ziel erreichen, nämlich Einheit mit dem Ganzen. Aber es spricht nichts dagegen, dass wir sie zunächst einmal liebevoll und interessiert anschauen und dann ganz gelassen sehen, wie wir damit umgehen. Einfach, ob sie uns dienlich sind oder nicht. Aber selbst wenn nicht, dann doch auf keinen

Fall verdrängen oder gleich ablehnen. Nur, indem wir sie zunächst einmal willkommen heißen, können wir sie nutzen für unsere Entwicklung; können wir mit ihnen spielen. Wie mit dem Gegner im Mensch-ärgere-dich-nicht-Spiel: Auch den lehnen wir ja nicht ab – obwohl wir unser Bestes tun, am Schluss als Erster zum Endpunkt zu gelangen.

Und noch etwas: *Wer* ist es eigentlich, der das (negative) Gefühl bewertet? Es ist ein anderer Teil unserer selbst! Wenn wir einmal den Vorgang des Bewertens analysieren: Da ist zunächst einmal ein Gefühl. Das wird bemerkt. Als Reaktion darauf kommt ein anderes Gefühl hoch, nämlich das Gefühl des Ablehnens, des Ärgers, des Schuldigseins oder was auch immer. Also *ein* Gefühl bringt unseren psychischen Apparat dazu, ein *anderes* Gefühl hervortreten zu lassen. Das ist Bewerten. Man könnte es einen Kampf eines Teiles von uns mit einem anderen nennen. Oder eher sollte man es ein Spiel unserer Psyche mit sich selbst nennen – dem wir eigentlich nur amüsiert zuschauen können.

Wer schaut da eigentlich zu? Unser wahres Selbst, das reine Bewusstsein, der Zeuge von allem und hinter allem. Der hat mit dem ganzen Spiel nichts zu tun. Aber er ist Freude, im Sanskrit „Ananda". Und diese seine Natur der Freude wird belebt, wenn er dem Spiel der Gefühle zuschaut. Aber bewerten tut er nicht. Für ihn ist alles nur spannend. Das heißt: Für *uns* wird alles nur spannend, wenn wir nur genau hinschauen, was da in „uns", d.h. im psychischen Apparat, abläuft.

Fragen

Frage: „Wenn ich mich hinsetze und zu fühlen versuche – ich komme irgendwie nicht an mein Gefühl ran. Ich fühle gar nichts." – „Aber geht es dir denn gut?" – „Nein, überhaupt nicht." – „Inwiefern?" – „Ich fühle mich elend." – „Aber ist das nicht ein Gefühl?" – „Ja, aber irgendwie nicht klar." – „Das ist okay. Es braucht kein klares Gefühl zu sein. Jetzt schließ mal die Augen und geh einfach mit deiner Aufmerksamkeit zu deinem Körper. Du fühlst doch deinen Körper, oder?" – „Ja." – „Gut. Jetzt stelle dir mal vor, die Haut ist die Hülle deines Körpers; und im Innern ist es leer. – Kannst du das fühlen?" – „Ja. – „Gut. Und jetzt schau mal: Ist das Innere wirklich leer – völlig hohl, gar nichts darin zu spüren? Völlig glatt?" – „Nein, da ist ziemlich was los. Da geht es hin und her und auf und ab." – „Gut. Nimm einfach dieses Chaos im Innern wahr, dieses Gewühle. Das reicht. Das ist ja genau das, was dich elend sein lässt. Ich nenne das ein „Gefühl". Aber das Wort ist nicht wichtig. Fühl einfach, was in dir los ist...". (Nach einiger Zeit:) „Hat sich was getan?" – „Ja, es ist stärker geworden, noch wilder. Es ist schmerzhaft." – „Sehr gut. Das „Gefühl" ist also stärker geworden. Könntest du es *noch* stärker werden lassen?"...

Und so weiter. Wenn wir also gar nicht klar wissen, was wir fühlen oder ob wir überhaupt „fühlen", dann reicht es, wenn wir mit der Aufmerksamkeit einfach auf den Körper gehen. Am ehesten zur Herzgegend, denn da sitzen meist die Gefühle. Seltsamerweise sind sie lokalisiert. Man sollte denken, Gefühle, die ja etwas „Geistiges" sind, seien jenseits von Raum. Aber das ist offensichtlich nicht der Fall. Die Gefühle sind Bewegungen im Emotionalkörper. Und der Emotionalkörper hat eine Ausdehnung – ungefähr deckungsgleich mit unserem materiellen Körper. Hellsichtige können ihn als etwas größer wahrnehmen. Dennoch ist es am praktischsten, die Gefühle innerhalb der Grenzen unseres groben Körpers zu suchen. Dort finden wir sie immer. Auch wenn sie nur ganz zart sind. Dann erscheinen sie vielleicht wie eine leichte Färbung – in der Leere unseres Inneren.

Wenn gar keine Gefühle da sind, dann besteht natürlich kein Bedarf, Heilendes Wahrnehmen zu praktizieren. Heilendes Wahrnehmen ist ja ein Mittel, um aus Schmerzen und Leiden herauszukommen. Wenn es uns gut geht, brauchen wir nichts zu machen.

Frage: „Du sagtest, wir sollten uns *hinsetzen*, um das Gefühl zu spüren. Ich finde, das ist sehr häufig nicht möglich oder total unpraktikabel. Ich bin z.B. gerade auf dem Weg irgendwohin. Oder ich bin gerade beim Essenkochen. Oder es ist kein Stuhl oder keine Bank da. Oder ich habe schlichtweg keine Lust, meine Tätigkeit zu unterbrechen". – Das ist ein berechtigter Punkt. Die Lösung: Wenn ich in einer solchen Lage merke, dass da etwas in mir arbeitet oder mich belastet, dann hilft es auch, einfach mal die Aufmerksamkeit auf den Körper zu lenken, am besten auf die Herzgegend. Meistens können wir dort etwas spüren. Wir brauchen es nicht zu definieren. Aber da ist etwas. Es ist nicht nichts. Stimmt's? Es genügt für den ersten Ansatz, dieses „Nicht nichts" wahrzunehmen. Dadurch kann sich schon eine Verbesserung und Erleichterung einstellen. Dieses Fühlen können wir während des Gehens weitermachen. Oder während des Abwaschens – bei allen Routinetätigkeiten, die noch etwas Aufmerksamkeit frei lassen.

Beim Autofahren ist es allerdings nicht zu empfehlen. Denn wenn ich erst einmal das Gefühl zu fassen bekommen habe, dann tritt häufig ein interessantes Phänomen auf: Die Aufmerksamkeit wird nämlich regelrecht zu dem inneren Gefühl *hingezogen*. Das heißt, nach innen. Das aber ist beim Autofahren nicht ideal, dann wir brauchen die Wachheit für den Verkehr. Ich sage das hier nicht nur, weil das auch der ADAC empfiehlt oder weil ich mich gegen eventuelle Schadensersatzforderungen absichern will. Es kann tatsächlich so sein, dass das innere Phänomen regelrecht attraktiv wird. Ich habe es früher schon erwähnt: Jedes Gefühl, das ich voll erfahre, wird zur Freude. Gefühl ist Leben. Daher: Wenn ich wirklich fühle, komme ich in das Leben hinein – ich verlasse die Routine und die mechanischen Abläufe. Ich begegne dem Leben, und das ist, was ich eigentlich will. Daher zieht mich jedes tiefe Gefühl an. Und *jedes* Gefühl ist „tief", wenn ich mich darauf einlasse.

Während des Autofahrens kann das aber eine Spannung bringen: Einerseits zwingt mein Überlebenswille die Aufmerksamkeit auf den Verkehr, andererseits zieht mich das interessante Gefühl nach innen. Dann kommt keins von beiden zu seinem vollen Recht. Es gibt einen leichten inneren Konflikt, der nicht gut und nicht angenehm ist. Wer das einmal probiert hat, wird es bestätigen. Diese Erfahrung zeigt einmal mehr, dass die innere Erfahrung wirklich attraktiv sein kann – selbst wenn es sich um seelischen *Schmerz* handelt.

Deswegen gilt ganz allgemein: Wenn ich erst einmal den Anfang geschafft habe, mich auf das innere Phänomen einzulassen, dann läuft die Sache zu einem gewissen Grade von alleine weiter. Einfach weil es schön ist, zu fühlen und damit zu leben. Ich sage: zu einem gewissen Grade, denn Hindernisse tauchen immer wieder auf. Z.B. Angst, wohin mich das Gefühl führen wird: Wird es mich nicht völlig überwältigen, wenn ich mich ihm hingebe? Wenn es noch schlimmer wird, drehe ich durch! Werde ich da jemals wieder rauskommen? Oder Ungeduld: Ich müsste jetzt unbedingt zum Einkaufen fahren. Oder: Es ist ja immer noch nicht besser geworden – vergeude ich hier nicht meine Zeit? usw. usw.

Wir sollten wissen: Solche Widerstände sind normal. Sie sind Teil jedes evolutionären Prozesses. Am besten gar nicht auf diese Gedanken der Ungeduld usw. hören. Denn was sind diese Gedanken? Sie kommen aus *dem* Aspekt der kosmischen Polarität, die uns am Wachstum hindern will. Auch diese beharrende und zurückhaltende Kraft ist notwendig für die Evolution der Schöpfung. Gerade in der Auseinandersetzung mit dieser verzögernden Kraft wachsen wir. Daher wollen wir sie nicht verurteilen. Aber wir brauchen ihr auch nicht zu folgen. Wenn wir uns entwickeln wollen, so ist das Beste: einfach weitermachen – wissend, dass solche Widerstände normal sind. Und wenn z.B. die Ungeduld zu stark wird – erinnern sie sich an den Trick? Umschalten auf den Widerstand selbst! Erst einmal z.B. die Ungeduld fühlen, die uns zum Aufspringen drängt. Wenn die Ungeduld nachgelassen hat, dann können wir uns wieder dem eigentlichen Gefühl zuwenden – so lange, bis das dann zurückgegangen oder verschwunden ist.

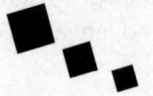

Der Abschluss

Wie beende ich eine Sitzung? Ganz einfach. Entweder ist der Schmerz nach einiger Zeit des Fühlens weg, dann höre ich schlicht auf. Oder aber, wenn Sie abbrechen müssen, um sich jetzt doch endlich Ihren Pflichten zuzuwenden, stehen Sie halt einfach auf. Sie werden dann merken, dass das Gefühl, dessentwegen Sie sich hingesetzt hatten, jetzt wesentlich weniger dominant ist. Wahrscheinlich vergessen Sie es weitgehend, und vielleicht verschwindet es nach einigen Stunden vollständig. Dann wäre ja das Ziel erreicht.

Aber es könnte noch einen besseren Abschluss geben. Haben Sie vielleicht die Freude am Grunde des Schmerzes erfahren, von der ich gesprochen hatte? Super! Dann sind Sie zum Kern der Erfahrung durchgestoßen, das heißt, zum reinen Sein, Ihrem eigenen tiefsten Selbst. Das wird Ihr Leben grundlegend bereichern. Was ich empfehle – falls Sie zu dieser Freude durchgekommen sind –, ist, dass Sie noch etwas dabei bleiben. Genießen Sie es. Verankern Sie es in Ihrem Gedächtnis, in Ihrem Körper, so dass Sie möglichst viel davon in Ihre Aktivität mit hineinnehmen können.

Und wenn das Gefühl zwar weniger geworden ist, aber noch nicht ganz verschwunden, und es ist auch keine Freude aufgetaucht? Dann machen Sie Folgendes: Schauen Sie von sich aus – also aktiv –, ob nicht irgendwo, am Ende des Tunnels, ein Licht zu sehen ist! Wenn Sie sich wirklich ganz tief auf den Schmerz eingelassen haben, sich völlig in diese Dunkelheit haben fallen lassen, dann wird in irgendeiner Ecke auch etwas Helles auszumachen sein. Sie müssen nur etwas suchen und schauen. Probieren Sie es. Es ist fast immer da. Vielleicht ist da auch irgendwo im Körper (im feinstofflichen Körper) eine angenehme Energie. Und wenn Sie so etwas gefunden haben, bleiben Sie dabei. Wenden Sie sich bewusst und aktiv diesem Hellen bzw. Angenehmen zu. Und haben Sie zusätzlich die feine Intention, dass sich dieses Helle und Angenehme ausbreiten möge. Sie werden im Allgemeinen feststellen, dass es sich dann tatsächlich ausweitet. Entweder abstrakt, indem es das ganze Bewusstsein ausfüllt, oder mehr konkret, indem es sich in den ganzen Körper hinein ausdehnt. Wie gesagt, das geschieht durch eine fast unmerkliche Intention bzw. durch die Vorstellung der Ausdehnung. Zugegeben, das ist eine ganz leichte Selbstmanipulation. Aber so minimal! Nicht viel mehr als am Anfang die Entscheidung, sich dem Schmerz selbst zuzuwenden, anstatt weiter in den Gedanken rumzusuhlen. Es ist gut, mit etwas Schönem und Erfreulichem abzuschließen. Wir können dieses Schöne dann quasi in uns verankern und es mit in die Aktivität hinausnehmen. Das wird unseren ganzen Tag heller und glücklicher machen.

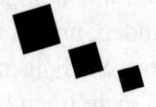

Entscheiden

Bis jetzt habe ich das Heilende Wahrnehmen als eine Art First Aid, eine erste Hilfe gegen seelischen Schmerz oder unangenehme Gefühle dargestellt. Aber es steckt noch mehr Potential darin. Z.B. kann es bei *Entscheidungen* hilfreich sein. Nehmen wir an, Sie stehen vor einer ganz wichtigen Entscheidung, bei der beide Alternativen einigermaßen gleich attraktiv bzw. gleich problematisch erscheinen. In solch einer Situation schwanken Sie meist von einer Seite zur anderen. Die Gedanken rasseln im Kopf hin und her. Wieder und wieder gehen Sie die Vorteile und Nachteile der einen und der anderen Möglichkeit durch. Mal scheint die eine Alternative richtiger, mal die andere besser. Schließlich sagen Sie: „So, jetzt ist aber genug. Ich entscheide mich für Alternative A." Kurze Zeit danach scheint Ihnen aber doch B besser. „Gut, dann also B… Ja, aber A hat doch das und das für sich." So geht es hin und her. Wie kommt es, dass man nicht so leicht zu einem endgültigen Resultat kommt? Es kommt dadurch, dass der Verstand immer nur dem Gefühl *folgt*. Wir meinen, ganz logisch zu denken. Aber wenn die Stimmung umschlägt, haben wir plötzlich die logischsten und überzeugendsten Argumente für das Gegenteil. Das Denken ist niemals objektiv. Immer findet es die total plausiblen Rechtfertigungen für die gefühlsmäßige Grundstimmung. Nur deswegen kann es im Übrigen ja die Riesenunterschiede in den politischen Meinungen geben. Wenn die Logik regieren würde, müssten sich die Menschen eigentlich doch durch Argumente einigen können. Aber es klappt nicht. Es ist immer wieder erstaunlich, mit welcher tiefen Überzeugung die Menschen die irrigsten Auffassungen vertreten und auch wirklich glauben. Der Verstand ist immer nur ein Diener des Gefühls. Für alles findet er Argumente.

Bei einer Entscheidungssituation kommt diese Struktur des Denkens in unangenehmer Weise zum Tragen. Der Verstand wird hin und her geworfen, je nach momentaner Stimmung. Und selbst nach der „endgültigen" Entscheidung bleibt immer ein Unwohlsein, weil meist kurz danach die Stimmung umschlägt. Daraus folgt: Das Denken ist zwar notwendig zum Abwägen, aber die Entscheidung wird letztlich durch das Gefühl gefällt. Und da das Gefühl schwankt, schwanken wir auch in der Entscheidung.

Hinzu kommt, dass wir – selbst bei dem entspanntesten und distanziertesten Gefühl – niemals alle Argumente zusammenbekommen; und niemals werden wir sicher wissen, ob wir die einzelnen Gesichtspunkte richtig gewichten. Und wir wissen außerdem nicht, wie sich die Welt entwickeln wird, das heißt, was die Konsequenzen aller unserer möglichen Handlungen sein werden.

Und doch müssen wir die bestmögliche Entscheidung treffen. Das heißt eine, die schlussendlich zu unserem Vorteil und möglichst auch zum Vorteil aller der Beteiligten gereicht.

Da der Verstand das nicht schafft, müssen wir anders vorgehen. Eins ist schon mal klar: Solange unsere Emotionen aufgewühlt sind und hin und her schwanken – und mit ihnen die logischen Argumente –, kann kaum etwas Vernünftiges herauskommen, höchstens durch Zufall. Der erste Schritt zu einer guten Entscheidung ist also, dass wir unsere Gefühle klären. Man kann sagen: Solange noch Angst, Wut oder andere unausgegorenen Gefühle mitmischen, werden wir kaum zu einem optimalen Ergebnis gelangen. Eine Entscheidung, die einer inneren Wut folgt, wird nur weiteren Stress nach sich ziehen. Eine Entscheidung, die durch Angst bestimmt ist, zieht oft gerade das Befürchtete nach sich. Am besten sind die Beschlüsse, die aus der Liebe kommen oder zumindest aus einer inneren Freiheit bzw. aus dem Gefühl: Ich gebe mein Bestes, aber Dein Wille geschehe. Wenn wir also vor einer Entscheidung stehen, ist es von Vorteil, erst einmal diesen Bewusstseinszustand herzustellen bzw. entstehen zu lassen. Und wie wir dies erreichen, ist inzwischen klar: Wir nehmen uns die Zeit und fühlen erst einmal all die Gefühle, die in unserem Innern rumoren. Wir fühlen den Körper, am besten die Herzgegend, und vernachlässigen vorerst alle Argumente. Nicht dass wir sie aktiv beiseite schieben, nein, wir lassen unsere Aufmerksamkeit einfach *vorwiegend* auf den Gefühlen und dem Körper. Dann werden die Gedanken von allein in den Hintergrund treten. Das kostet wieder etwas Mut, denn der Verstand suggeriert uns, dass wir die Sache dann nicht rechtzeitig auf die Reihe kriegen. Und es ist doch alles so dringend: Wenn ich heute nicht zusage, entgeht mir dies und das, die Gegenpartei wird sauer und ich komme sonstwie in Schwierigkeiten. Nicht darauf hören! Die Erfahrung hat gezeigt, dass man eine Entscheidung immer und in jedem Fall noch eine halbe Stunde hinauszögern kann.

Und wenn wir in dieser Zeit unsere Gefühle gefühlt haben, werden wir auf jeden Fall mehr Klarheit haben und die Entscheidung liegt deutlich vor uns. Wut, Angst, Neid usw. werden weitgehend verschwunden sein; Gelassenheit oder sogar Liebe werden an die Oberfläche kommen. Was mir in einem solchen Zustand in den Sinn kommt, wird wahrscheinlich das Richtige und Beste sein.

Wenn die Sache immer noch nicht eindeutig ist, gibt es noch eine weitere Möglichkeit. Stellen Sie sich einzeln jede Alternative vor – die entsprechenden Handlungen und das erhoffte Ziel – und dann sehen Sie, wie sich jede *anfühlt*. Sie spüren in das Gefühl hinein, das mit jeder der beiden Alternativen verbunden ist. Schalten Sie die Einzelheiten aus. Denken Sie nicht mehr nach. Fühlen Sie nur den ganzen Komplex – sozusagen die Aura um das Ganze herum. So wechseln Sie ein paarmal zwischen den Möglichkeiten hin und her. Dann wird Ihr Gefühl meist eindeutig eine der beiden Möglichkeiten bevorzugen. Vielleicht merken Sie aber auch, dass noch weitere Informationen besorgt werden müssen. Oder aber, dass die ganze Alternative von vorne bis hinten falsch gedacht war.

Der Witz ist, dass wir durch diese Methode widerstandslosen Fühlens in tiefere Bereiche unseres Bewusstseins hineingezogen werden. Automatisch geht unser Geist zu feineren Ebenen. Warum? Weil diese subtileren Schichten näher an unserem Ursprung sind, an der Quelle unseres Denkens und Fühlens. Und damit sind sie näher am Glück. Sie erinnern sich: Sat-Chit-Ananda – Sein-Bewusstsein-Glückseligkeit – das ist die Natur unseres Seins. Wenn wir uns in tiefere Ebenen hineinfallen lassen, wird unsere Aufmerksamkeit *angezogen* durch das Glück, das dort residiert. Dadurch gehen wir in die Tiefe. Für unseren Zusammenhang des Entscheidens ist wichtig, dass der Grund unseres Bewusstseins *allwissend* ist. Dieser Grund ist ja ein und derselbe in allen Menschen und Dingen. Er ist die Grundlage der Schöpfung und enthält damit alle Intelligenz, welche die Schöpfung lenkt und leitet. Wenn wir uns in Stille diesem Bereich nähern, sind wir verbunden mit einem Wissen, das wesentlich umfassender ist als unser kleiner Verstand. Kein Wunder, dass dadurch unsere Entscheidungen profunder und umsichtiger werden. Das Anzapfen dieses Reservoirs des Wissens nennt man Intuition. Intuition brauchen wir für gute Entscheidungen – insbesondere wenn der Verstand mit seinen begrenzten Informationen nicht weiterkommt.

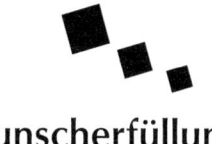

Wunscherfüllung

Ein weiterer Anwendungsbereich des Heilenden Wahrnehmens liegt im Bereich der Wunscherfüllung – heutzutage häufig auch „Manifestieren" genannt. Der Grundgedanke beim „Manifestieren" ist, dass wir durch unser Denken und vor allem unser Fühlen das Gewünschte in unser Leben ziehen. Die Dinge folgen den Gedanken. Es scheint ein Gesetz zu sein, dass alles, was wir uns wirklich wünschen (sozusagen auf allen Ebenen), auch wirklich eintritt. Wenn nicht kommt, was wir uns ersehnen, dann liegt es daran, dass unsere Seele auf den tieferen – meist unbewussteren – Ebenen andere Ideen hat, als wir auf der Oberfläche bewusst denken. Im Allgemeinen gewinnen in einem solchen Fall die tieferen Ebenen; sie sind kraftvoller. Wir behindern uns also selbst; das ist der einzige Grund des Misserfolgs. Wenn das so ist, dann kann ganz sicher auch „Wahrnehmen" hilfreich sein. Wieder ist die Empfehlung: hinsetzen, Augen zu und *fühlen*. Erst einmal ganz allgemein: Was geht im Körper vor sich? Was läuft im subtilen Körper ab – in den Gefühlen. Dann stellen wir uns unsere Sehnsucht vor Augen, also die Zielsituation, die wir gerne hätten. Wie fühlt sich das an? Dann fragen wir uns: Will ich das wirklich hundertprozentig? Was hätte es für Konsequenzen, wenn es wirklich so kommen würde. Hätte es irgendwelche Nachteile oder Gefahren? Vielleicht spüre ich dann eine ganz subtile Angst. Es könnte sich plötzlich herausstellen, dass da noch ein geringes Zögern auf meiner Seite ist. Zum Beispiel könnte ich in mir die Idee oder das Gefühl entdecken: „Wenn ich jetzt wirklich reich bin, behindert das dann nicht meine spirituelle Entwicklung ein wenig? Würde ich mir noch immer so viel Zeit zum Meditieren, für Satsangs usw. nehmen? Oder würde ich mich auf die faule Haut legen (vergleiche Goethe: „Wer immer strebend sich bemüht, den können wir erlösen.")? Würde das also meine „Erlösung" verzögern?" Ähnliche – vernünftige oder unvernünftige – Ideen könnten mir plötzlich klar werden, wenn ich genau in mich hineinspüre. Wenn ich dann eine Zeitlang diese ganz feine Angst in mir spüre, vielleicht geht sie dann weg. Dann wäre eine kleine Blockade beseitigt. Wenn ich das wiederholt mache, dann steht eines Tages der Erfüllung dieses Wunsches nichts mehr im Wege.

Es kann natürlich auch sein, dass das subtile Zögern etc. *nicht* verschwindet oder geringer wird. Dann muss ich mich mit dem Faktum abfinden. Zumindest weiß ich dann, dass ich selbst es bin, der nicht richtig will. Das ist schon mal ein Trost und gibt mir Entspanntheit. Und wahrscheinlich hat meine tiefere Psyche ja sogar recht. Vielleicht ist es also gar nicht gut für mich, was ich mir gewünscht habe. Auf diese Weise kann das eingehende Wahrnehmen meiner Seele Ruhe geben.

So weit zur *Klärung* meiner eigenen Intentionen. Angenommen aber, ich bin mir ganz sicher, dass ich reich werden will – warum sollte ich nicht? –, dann kann das Wahrnehmen noch wieder ein Stück weiterhelfen, um meinen Wunsch schnell zu „manifestieren". Wieder: Ich stelle mir die Idealsituation plastisch vor. Vor allem fühle ich das Gefühl, das mit diesem Zustand verbunden ist. Dann bleibe ich bei diesem Gefühl. Lass mich wieder da hineinfallen und gebe mich ihm hin – ohne weiter über die Schritte der Verwirklichung nachzudenken. Was dann im Allgemeinen passiert, ist, dass ich tiefer und tiefer in das Gefühl hineinsinke, immer tiefer und tiefer. Ich erfahre sozusagen feinere Ebenen dieses Gefühls. Bis… ja, bis ich in einen Zustand vollkommener Stille gerate, wenn es gut geht. Ich erfahre sozusagen das reine Sein, das allen Zuständen zugrunde liegt. Es ist die Basis aller subjektiven, aber auch aller objektiven Wirklichkeit. Daher kann man verstehen: Wenn ich einen Gedanken auf dieser feinsten Ebene, an der Grenze des Unmanifesten, denke, dann ist er wie ein Input in den kosmischen Computer. Was man an dieser Stelle richtig eingibt, wird prozessiert, und es manifestiert sich gemäß den Anweisungen. So arbeitet der Schöpfer selbst, wenn man so sagen darf. Er hat einen Gedanken und automatisch wird dieser Gedanke Wirklichkeit. Weil Er eben in dieser „Grenzschicht" zum reinen Sein existiert.

Diese Technik des „Transzendierens mit einem Wunsch" ist übrigens eine uralte Technik. Sie taucht in Patanjalis Yoga-Sutren unter dem Namen „Sányama" auf.

Heilendes Wahrnehmen
als spirituelle Praxis

Heilendes Wahrnehmen – ein Mittel, um von Schmerzen frei zu werden und seine Wünsche zu erfüllen. Schön und gut. Damit können wir eigentlich zufrieden sein. Freiheit von Leiden und erfüllte Wünsche, das ist es doch wohl, was wir uns vom Leben erträumen. Aber wie lange wird das jeweils vorhalten? Irgendwann kommt ein neues Problem, ein neuer Schmerz; oder wir sind mit dem Erreichten nicht mehr zufrieden. Dann muss man sich wieder hinsetzen, die Augen schließen und fühlen. Und wenn dann das neue Leiden beseitigt ist und wir eine Zeitlang zufrieden gelebt haben, kommt neuer Schmerz, neue Unzufriedenheit. So scheint das Leben eingerichtet zu sein. Alles Relative ist vergänglich, jedes Glück geht einmal vorbei. Durch das Gesetz der Polarität ist mit jedem Schönen auch irgendwie ein Schmerzhaftes verbunden. Das kommt nicht immer sofort, aber irgendwann später bestimmt. „Liebe ohne Leid kann nicht sein", sagte ein mittelalterlicher Dichter. Und das gilt nicht nur für Liebe, sondern auch für alles andere Beglückende. Außerdem wird jeder noch so angenehme Zustand einmal langweilig, meist sogar ziemlich schnell. Das Leben ist für die meisten nur dadurch auszuhalten, dass sie immer auf etwas hinarbeiten, ein Ziel vor den Augen haben, sich auf etwas freuen können – was in der Zukunft liegt. Und irgendwann merken sie dann, dass sie ihr Leben vergeudet haben, weil sie sich immer nur abgestrampelt, aber nie wirklich gelebt haben, weil sie selten wirklich in der Gegenwart waren.

Also auch durch Beseitigen von Schmerzen und Erfüllen von Wünschen können wir anscheinend kein dauerhaftes Glück und keinen dauerhaften Frieden erreichen. Und so kann auch Heilendes Wahrnehmen immer nur ein kurzzeitiges Schmerzpflaster sein. Haben Sie mehr erwartet? Nun, wollen wir noch einmal überlegen: Die Struktur des Relativen verhindert, dass wir in ihr dauerhaftes Glück erfahren können. Denn alles Relative ist vergänglich, und zweitens hat alles sein *Gegenteil* in sich oder zieht es nach sich. Das ist die so genannte Polarität.

Gibt es außer dem Relativen noch etwas anderes? Man wird sofort auf das „Absolute" tippen. Das ist ja offensichtlich der Gegensatz zum Relativen. Was versteht man eigentlich unter dem Absoluten? Die meisten werden vielleicht an das reine Sein denken, das „noch" nicht manifestiert ist und aus dem alles Relative hervorkommt. Das Sein sollte tatsächlich keine Polarität kennen, da es alles als Einheit in sich enthält. Es ist auch nicht vergänglich, denn es ist nicht differenziert und kann deshalb auch keine Bewegung in sich enthalten. Könnten wir von diesem reinen Sein irgendwie profitieren – in unserer Suche nach dauerhaftem Glück? Da scheint Hoffnung zu sein. Zumal es als Sat-Chit-Ananda definiert wird: Sein-Bewusstsein-Glückseligkeit. Die Erfahrung dieses Seins sollte dann doch wohl Glück mit sich bringen, noch dazu dauerhaftes, da es sich nicht verändert. Also, das wollen wir haben! Und wo könnten wir dieses Sein erfahren? Na klar: in der tiefen Meditation. Da kommen wir bekanntlich zu einer „absoluten" Stille, ohne Veränderung und voller Glückseligkeit. Haben Sie es schon probiert? – Ja. – Und haben Sie dort Glück erfahren? – Ja. – Und war es unveränderlich? – In dem Moment schon. – Was soll das heißen? Jetzt nicht mehr? – Weiß ich nicht. Aber ich bin nicht mehr drin. Ich bin aus dieser Stille rausgefallen. – Aha. Das erscheint ja auch ganz logisch. Denn sonst würden wir uns nicht hier unterhalten. Man kann offenbar nicht gleichzeitig leben und in der absoluten Stille sein. Denn Leben bedeutet Bewegung, bedeutet gegensätzliche Erfahrungen in der Zeit. Meditation, Transzendieren und Stille – das kann immer nur vorübergehend sein. Kann uns also auch kein dauerhaftes Glück geben. War also auch wieder nichts.

Vielleicht aber doch: Viele Meister sagen uns, dass wir regelmäßig meditieren sollen, damit wir Frieden finden. Damit wir zumindest das Leiden hinter uns lassen. Das Leiden daran, dass alles Schöne immer wieder vergeht und Schmerz kommt. Aber wie könnte kurzfristiges Meditieren dauerhaften Frieden geben? Das kann man doch nur so verstehen, dass wir durch die wiederholte Erfahrung der friedvollen Stille diese allmählich auch mit in die Aktivität hinausnehmen. Also auch Frieden im Leben erfahren. Und das ist in der Tat die Erfahrung vieler. Trotzdem nicht leicht verständlich. Wenn ich in regelmäßigen Abständen immer wieder ein Bad nehme, bleibe ich ja doch zwischendurch nicht nass! Wieso kann ich Frieden bewahren, wenn ich zwar ab und zu transzendiere, dann aber immer wieder in den ganzen Alltagsstress hineinmuss? Es scheint durch diese Erfahrung des Seins etwas zu passieren! Und das, obwohl das Sein eigenschaftslos ist! Anscheinend nehme ich etwas von der

Ordnung und der Freude, die im reinen Sein angelegt sind, mit in die Aktivität hinein. Dadurch können Stück für Stück mehr Frieden und Freiheit ins Leben Einzug halten.

Warum erzähle ich das Ganze? Weil Heilendes Wahrnehmen auch eine Art von Meditation ist. Wir *transzendieren* während des Heilenden Wahrnehmens! Wenn wir nämlich eine Zeitlang stetig bei irgendeiner Erfahrung bleiben, geraten wir notgedrungen in tiefere und feinere Bereiche oder Ebenen dieses Phänomens. Probieren Sie es aus. Nehmen Sie gleich einmal als Gegenstand ein Gefühl – denn darum geht es uns ja – und schauen Sie es an. Bleiben Sie dabei. Im Allgemeinen werden Sie feststellen, dass sich die Erfahrung verändert. Sie sehen sozusagen „mehr" von dem Gefühl, mehr Feinheiten. Vielleicht erfahren Sie aber auch, dass sich das Gefühl „verdünnisiert", dass es schwächer wird und schließlich verschwindet. Und dass dann eine Art Stille auftaucht, vielleicht sogar verbunden mit einer gewissen Freude. Dann können Sie sicher sein, dass Sie zumindest in die Nähe des reinen Bewusstseins gekommen sind. Und das ist nichts anderes als das allem zugrunde liegende Sein, das die Natur der Glückseligkeit hat. Jede Erfahrung klingt nach. So auch die Erfahrung der Freude in unserer eigenen Tiefe. Das wird sich allmählich in unserem täglichen Leben auswirken. Wir werden das Leben auf der Basis von Freude und Frieden leben – ganz allmählich wird das kommen. Man muss nur jede Chance nutzen. Wann immer ein Schmerz, ein Unwohlsein, ein Kummer auftauchen, dann gleich ran und fühlen. Dadurch können wir jedes Mal der Freude in uns näher kommen.

Der andere Effekt des Heilenden Wahrnehmens ist aber, dass wir jedes Mal etwas heilen. Davon habe ich ja die ganze Zeit geredet: Fast jedes emotional aufwühlende Ereignis bringt etwas an die Oberfläche, was sich in unserer Psyche versteckt hatte: eine alte Wunde, eine Verletzung, eine Sehnsucht usw. Die gegenwärtige Situation ist – so schmerzhaft sie in sich selbst sein mag – der Auslöser dafür, dass ganz Altes wieder belebt wird. Das Alte wird bewusst, es wird sichtbar und dadurch dem heilenden Licht ausgesetzt. Wenn wir es uns zur Gewohnheit machen, allen Schmerz wirklich anzuschauen, hat das zur Folge, dass sich unsere tiefen Verwundungen mehr und mehr auflösen. Und was bedeutet das? Es bedeutet, dass sozusagen der Schutt abgeräumt wird, der unsere eigene grundlegende Natur verdeckt. Und unsere wahre Natur ist Glückseligkeit. Man sollte es kaum glauben, aber es ist so. Glück kommt niemals von außen, es kommt immer von innen. Das Äußere ist jeweils nur der Auslöser. Das erkennt man daran, dass dieselbe Situation für den einen beglückend ist, für den anderen aber nicht. Eben weil das Glück aus dem Innern kommt. In glücklichen Momenten sprudelt die Quelle des Glücks in mir. Das geht aber nur, wenn ich Glückseligkeit *in mir* habe, wenn es meine eigentliche Natur ist.

Sie verstehen: Wenn ich nun diese eigene Natur mehr und mehr freilege, bestimmt sie zunehmend mein Leben. Das heißt ganz schlicht: Ich werde glücklicher. Ich komme in Frieden mit der Welt. Denn ich weiß, ich brauche sie eigentlich nicht für mein eigenes Wohlbefinden. Auch „unerfreuliche" Situationen können die Freude in mir nicht abtöten. Es gibt eigentlich keine unerfreulichen Situationen, ebenso wenig wie erfreuliche. Es ist alles in mir. (Natürlich sind für die meisten von uns immer noch *einige* Umstände mehr geeignet als andere, die Freude hervorzulocken.) Wenn die Goldmine aber in mir ist, dann wäre das Wichtigste, diese freizulegen. Und das tue ich, indem ich die verdeckenden Schichten zur Seite schiebe oder besser: auflöse. Durch Fühlen tun wir genau das. Alles, dem ich Aufmerksamkeit widme, wird geheilt. Wodurch? Durch unsere eigene Natur. Denn unsere wahre Natur ist Ordnung und Heil-heit. Wenn ich ihr nur die Chance gebe, aktiv zu werden, tut sie es auch. Die Chance gebe ich ihr, wenn ich mir Zeit nehme und mich nicht mit anderem ablenke. Das heißt: wenn ich einfach dabeibleibe. Und das habe ich „Heilendes Wahrnehmen" genannt. Wenn ich nicht weglaufe, wenn ich dabeibleibe, sehe ich *automatisch* den Schmerz richtig, ich nehme ihn wahr. Damit wendet sich mein heilendes Bewusstsein dem Kranken, dem Schrott und Schutt zu, und der wird aufgelöst, wie das wärmende Licht einen Eisblock zum Schmelzen bringt.

Das Heilende Wahrnehmen hat also einen doppelten Effekt, einen kurzfristigen und einen langfristigen. Kurzfristig gibt es mir die Erfahrung der Stille und manchmal sogar der Transzendenz, d.h. die Erfahrung meines Seins, meiner inneren Glückseligkeit. Damit verschafft sie mir eine Erholung vom schmerzlichen Alltag und vielleicht noch eine gewisse Zeit des Friedens. Die langfristige Wirkung aber ist, dass sie meinen psychischen Apparat reinigt, dass sie alte Wunden heilt, die mich in der Tiefe immer noch belasten. Es heilt also mein *Nervensystem*, die Grundlage der Gefühle und Stimmungen in mir.

Wenn wir jetzt zu unserer Frage zurückkommen: Wie kann ich dauerhaft glücklich sein? Nun ist es klar: Ich muss den Schutt wegräumen, der meine Glücksnatur zugedeckt hat. Ich muss nicht Glück *erschaffen*, denn es ist immer in mir und war immer in mir. Ich brauche es nur freizulegen. Das geht natürlich nicht von heute auf morgen. Da ist nämlich eine ganze Menge Schutt, aus vielen Inkarnationen, angesammelt durch unsere Gewohnheit, das Glück im Außen zu suchen. Da wir nämlich die Befriedigung durch unsere Sinne suchten, erfuhren wir immer wieder Schmerz. Denn notwendigerweise wird das Schöne immer wieder verloren gehen. Das ist die Vergänglichkeit. Und außerdem ist mit jedem Angenehmen ein Unangenehmes verbunden. Und da ich Schmerz nicht „wollte", mich also dagegen wehrte, habe ich immer wieder gelitten. Und dieses Leiden hat sich abgelagert und wird sich weiter ablagern, solange wir unsere Strategie nicht ändern. Die falsche Strategie ist: „Vermeide den Kummer, vermeide den Schmerz…", wie ein Karnevalslied empfiehlt; schau weg, verdränge; suche stattdessen was neues Angenehmes. Das funktioniert nicht, wegen der Vergänglichkeit und der Polarität in der Welt. Die bessere Strategie ist: Bleibe bei dem Schmerz, wenn du etwas verloren hast. Lebe ihn aus. Nimm dir Zeit und Stille dafür. Dann kommst du mit deiner Glücksnatur in Berührung. Und gleichzeitig werden noch die Altlasten beseitigt, so dass allmählich dauerhafter Frieden eintreten kann.

Wenn wir uns das zur Gewohnheit machen – immer gleich innehalten und fühlen, was auch immer hochkommt –, dann kommen wir Stück für Stück sogar in eine Art Freiheit hinein. Es ist nicht Erleuchtung, nein. Aber eine vorläufige und relative Freiheit. Indem wir wissen: Wir brauchen jedes unangenehme oder schmerzliche Gefühl nur einfach zuzulassen und wahrzunehmen, dann werden wir allmählich mehr und mehr gelassen. Wir merken: Ich brauche nicht zu leiden. Ich nehme die Sache einfach wahr, und das ist es. Entweder geht es weg, oder wenn nicht, bekomme ich jedenfalls Abstand davon. Ich sehe es wie ein Objekt unter anderen und leide nicht mehr. Das ist doch Freiheit – oder? Und so ist tatsächlich die Erfahrung.

Heilendes Wahrnehmen ist *Meditation*, das haben wir jetzt gesehen: Es führt in die Tiefe. Es kann in anderer Hinsicht aber auch wie ein **Gebet** erfahren werden, nämlich als Hingabe an das Göttliche. Gebet hat viele Formen. Als die höchste Form wird im Allgemeinen *das* Gebet angesehen, in dem ich nicht um etwas bitte, ja, vielleicht noch nicht einmal Worte gebrauche, sondern das eigene Sein, die eigenen Schwächen, den eigenen Schmerz einfach Gott quasi hinhalte – mit der Einstellung: „Schau, so bin ich, so geht es mir. Bitte betrachte mich gnädig. Tu, was du für richtig hältst. Dein Wille geschehe." Damit opfere ich meinen Zustand und mein Sein sozusagen der allumfassenden Macht. Ich gebe mich hin.

Und so kann man auch an das Heilende Wahrnehmen herangehen: Sieh dein Gefühl an und halte es Gott hin. Das ist eine sehr schöne Geste. Auch *so* wirkt es. Es ist eine leicht andere Haltung als die des Forschers, der seine Gefühle möglichst objektiv betrachtet. Bei ihm scheint das Licht des eigenen Bewusstseins auf das Gefühl und reinigt und heilt es dadurch. Im hingebenden Opfern dagegen halte ich die Gefühle dem göttlichen Licht entgegen, damit sie geheilt werden. In beiden Fällen wirkt das Licht des Bewusstseins. Es ist ein und dasselbe Licht. Denn mein wahrnehmendes Bewusstsein ist letztlich eins mit dem göttlichen Bewusstsein, welches den ganzen Kosmos durchstrahlt und ordnet. Beide Haltungen sind möglich und beide wirken. Es liegt in der eigenen Natur, welche man bevorzugt.

An dieser Stelle möchte ich mal ein paar Worte über Erleuchtung versuchen. Ich denke, Heilendes Wahrnehmen hat tatsächlich das Zeug dazu, uns zur Freiheit, zur Erleuchtung, zu führen. Wir haben erfahren, dass wir uns mit jeder „Sitzung" von den inneren Verspannungen befreien, die uns daran hindern, ein unbeschwertes Leben zu führen. Das spüren wir. Wenn wir in diese Richtung weitergehen, *müssen* wir eines Tages frei sein. Und wenn das Nervensystem nicht mehr durch irgendwelche inneren Knoten belastet ist, muss es die Wahrheit widerspiegeln, das Sein, das Selbst oder wie man es auch immer ausdrücken mag. Das würde ich als Erleuchtung betrachten.

Außerdem merken wir, dass wir mit jedem Wahrnehmen eines Gefühls Abstand von diesem bekommen. Und bald sind wir schon von vornherein nicht mehr so „überschattet", nehmen alles gelassener, weil wir wissen, dass jedes Gefühl ja nur ein Erfahrungsobjekt ist. Das führt uns in die Richtung, dass wir schließlich erkennen, dass all die Gefühle – und auch die Gedanken – nicht zu meinem Selbst gehören. Ich kann sie anschauen, quasi von außen beobachten, und leide nicht mehr. Das ist Freiheit. Diese Freiheit ist ein Symptom dessen, was man als Erleuchtung bezeichnet. Maharishi Mahesh Yogi nannte diesen Zustand „Kosmisches Bewusstsein". Hierbei ist das wahrnehmende Selbst nur noch *Zeuge* der inneren und äußeren Abläufe. Osho und viele andere Meister sprechen daher auch von „witnessing" – Zeuge-Sein. Alles Denken, Fühlen, Entscheiden usw. läuft von alleine ab. Ich – mein wahres Selbst – habe nichts mehr damit zu tun; und daher leide ich nicht mehr. Das ist ein Zustand der Freiheit.

Maharishi – so wie viele andere, z.B. auch Aurobindo – wies jedoch auch darauf hin, dass dieses nur ein erstes Stadium der Erleuchtung ist. Danach geht es weiter, insbesondere in die Richtung, dass wir die *Einheit* von allem erkennen. „Kosmisches Bewusstsein" ist ein in gewisser Weise „kühler" Zustand. Es ist Freiheit von Leiden, aber vollkommene Getrenntheit. Das kann eigentlich nicht das höchste Ziel sein. Das „Problem" ist: Wenn man da erst einmal richtig drin ist, dann geht es einem so gut, dass man kein Interesse hat, sich weiterzuentwickeln. Zumal man meist glaubt, dass es das Endstadium der Entwicklung ist. Aurobindo sagt, dass er erst im Nachhinein erkannte, dass dieser Zustand nur ein erster Schritt war. Was danach kam, konnte er in diesem Stadium nicht voraussehen.

Nun könnte man sagen: Ist mir doch egal. Wenn ich nicht mehr leide, wenn ich frei bin, wenn ich keine Probleme mehr habe – was soll's. Wer will mich dann noch zwingen weiterzugehen? Aber so wird es nicht laufen. Jede Seele – die ja ein Impuls Gottes ist, der sich voll erkennen will und schließlich zur Erfahrung der Einheit mit Ihm zurückkehren will – hat einen eingebauten Drang, weiter voranzuschreiten und höhere Stadien zu verwirklichen. So wird nach einiger Zeit, selbst in dem schönsten Kosmischen Bewusstsein, eine Unzufriedenheit hochkommen und ein Bedürfnis, sich weiterzuentwickeln. Nun, dann hat man wenigstens eine gute Zeit gehabt. Es ist sicher in Ordnung. Aber vom Gesichtspunkt des Ganzen hat man seine Zeit verplempert. Denn jener Zustand war noch bei weitem nicht die höchste Erfüllung, die wir erreichen können. Aus diesem Grunde achten die Meister darauf – jedenfalls weiß ich das von Maharishi Mahesh Yogi, von dem ich lange geschult worden bin –, ihre Leute möglichst an dem Kosmischen Bewusstsein vorbeizuführen und sich, schon vor Erreichen dieses Stadiums, in Richtung auf die Einheit zu bewegen. Dafür hatte Maharishi seine speziellen Methoden und Techniken, die insbesondere die Entwicklung des Herzens betrafen.

Was hat das mit dem Heilenden Wahrnehmen zu tun? Nun, wie ich schon sagte, bringt uns dieses zu einem Zustand der Freiheit von Leiden und zu einer Distanz gegenüber dem Gefühlsgewühle in uns. Also in Richtung Kosmisches Bewusstsein. *Aber* es hat auch eine Komponente, die uns zugleich der Einheit näher bringt. Und das geschieht auch wiederum durch die Entwicklung des Herzens. Wir stellen nämlich fest, dass sich die meisten Gefühle *in unserem Herzbereich* lokalisieren lassen. Und wenn wir diesem Bereich Aufmerksamkeit geben, beleben wir immer zugleich auch das Herzchakra. Und dieses ist zuständig für unsere Verbundenheit mit allem, für Liebe, für die Entwicklung von Einheitsbewusstsein. Das hat die Natur offensichtlich wieder gut organisiert. Die Gefühle zwingen uns dazu, unser Herz zu entwickeln. Das tun sie immer. Aber ganz besonders, wenn wir dem Herzbereich, wo die Gefühle meist sitzen, unsere Aufmerksamkeit senden.

Noch etwas: Was uns mit den anderen und mit der Welt verbindet, was also die Einheit hervorbringt, ist die Liebe. Dies ist sozusagen die Definition von Liebe. Und was uns an dem Hervorbrechen der Liebe hindert, ist die Angst – die Angst vor den anderen, die Angst vor der Welt. Und wo sitzt die Angst? Interessanterweise im Allgemeinen auch wieder im Herzbereich. Die meisten Menschen haben einen mehr oder weniger festen Panzer um ihr Herz herum – und damit um die Liebe. Und dies ist nicht nur eine Metapher. Wenn Sie jetzt gleich mal zu Ihrem Herzen hinspüren und mindestens einige Zeit lang dabei bleiben, werden Sie vielleicht diesen Panzer wahrnehmen. Vielleicht nur ganz subtil… eine leichte Anspannung, eine leichte Verhärtung, vielleicht wie eine Platte vorne in der Brust. Wenn Sie noch länger schauen, werden Sie feststellen, dass dieser Panzer aus Angst gemacht ist. Durch das Hinschauen kommt nämlich seine wahre Natur zum Vorschein. Sie werden dabei merken, wie sich die Verhärtung verwandelt; sie weicht auf. Verhärtung wird zu Angst. Das ist schon mal etwas weicher, wenn auch manchmal unangenehmer und intensiver. Und dann fängt diese Angst an, sich ganz allmählich aufzulösen. Und das ist ganz wunderbar. So lockern Sie nämlich Stück für Stück diesen Panzer, der die Liebe blockiert. Das geht ganz sicher nicht auf einmal. Dieser Panzer hat viele Schichten, gröbere und feinere. Aber wenn wir uns dieser Verhärtung immer wieder zuwenden, werden wir allmählich den Panzer ausdünnen und vermutlich ganz zum Verschwinden bringen. Dann kann die Liebe, die ja unsere Natur ist, in vollem Glanz hervorbrechen. Und wenn Liebe da ist, ist Einheit da. Entwicklung von Liebe ist die Entwicklung von Einheitsbewusstsein. Und das – in Verbindung mit Freiheit – ist eine wesentlich höhere Stufe der Erleuchtung, als es bloße Freiheit wäre.

Dieses Hinspüren zum Herzen empfehle ich sehr. Auch ohne dass irgendein besonderes Gefühl da wäre. Fast immer können wir dort zumindest etwas fühlen; und fast immer finden wir dort, wenn wir genau hinschauen, Angst. Mal mehr, mal auch nur ganz zart. Durch diese wiederholte Hinwendung zum Herzen befreien wir uns, wie schon gesagt, mehr und mehr von unserer Angst. Und dadurch und zugleich entwickelt sich Liebe. Sie wird einfach nur freigelegt. Denn sie ist in jedem, und zwar voll, auch wenn man jemandem vielleicht eingeredet hat, dass er ein kühler Mensch sei. Kein Mensch ist von Natur aus kalt oder kühl. Die Wärme und die Liebe sind nur durch einen Panzer zugedeckt. Und diesen Panzer sollte man auflösen. Wenn er aufgelöst ist, ist man ein Meister, und das ist mehr als nur „erwacht".

Karma

Hier vielleicht noch ein Wort zum Karma. Jeder redet vom Karma, aber nicht jeder versteht darunter dasselbe. Es gibt viele verschiedene Auffassungen über das, was Karma eigentlich ist. Eine der für mich plausibelsten Erklärungen ist folgende: Wenn irgendeine Interaktion mit einem anderen Menschen nicht abgeschlossen ist, wenn da etwas Unausgewogenes zurückgeblieben ist, dann bleibt eine Ladung. Entweder ist es ein Gefühl von Schuld oder aber eine Art Vergeltungsbedürfnis oder so etwas. Das heißt, es bleibt ein tiefes Gefühl, dass etwas noch in Ordnung gebracht werden muss. Und durch dieses oftmals verborgene Gefühl *ziehe* „ich", das heißt meine Seele, ein erneutes Zusammentreffen mit dieser Person *an*. Mit dem untergründigen Bedürfnis, dass die alte Geschichte bereinigt wird, dass wieder Ausgewogenheit zustande kommt. Dieses Bedürfnis, das im feinstofflichen Körper bzw. in der Seele gespeichert ist, erhält sich sogar über den Tod hinaus, wenn nötig. Dadurch kommt es dann, dass meine Seele in einem späteren Leben eine Wiederbegegnung herbeiführt und dass beide Wesenheiten ihre alte Verstrickung zu Ende zu führen versuchen. Vielleicht zahlt der eine seine Schuld ab, meist, ohne es zu wissen.

Oder der andere rächt sich – was sicher nicht die beste Alternative ist, da sie neues „Karma" schafft. Das Dumme ist überhaupt, dass die Ausgleichsversuche meist nicht gelingen, da oft der seinerzeit Verletzte in seiner „Rache" über das Ziel hinausschießt. Neue Unausgewogenheit entsteht dadurch, das heißt neues Karma. Und das nimmt kein Ende, bis, ja, bis schließlich nach langem Hin und Her Liebe einkehrt. Bis beide Seiten sich gegenseitig und sich selbst vergeben. Dieser Ablauf nun kann enorm beschleunigt werden, wenn einer von beiden – oder noch besser: beide – ihre alten Verletzungen *innerlich* abreagieren und dadurch heilen. Und das tun sie durch einfaches Wahrnehmen und dadurch, dass sie bei dem hochkommenden Gefühl bleiben. Das ist Heilendes Wahrnehmen.

Heilendes Wahrnehmen löst also gewissermaßen das Karma auf, indem es die alte Ladung beseitigt. Ja, aber ist Karma nicht in einer Art Schuldregister niedergeschrieben? So ein Eintrag kann doch nicht einfach dadurch gelöscht werden, dass ich meine eigene Verletzung heile! – Ich denke, man darf es nicht so sehen, dass da draußen der Schöpfer ist, mit all seinen Helfern, u.a. den Schreibern des Karma-Buches – und hier bin ich, der den göttlichen Gesetzen gehorchen muss und der seine karmische Strafe aufgedrückt bekommt. Vielmehr bin ich selbst in der Tiefe eins mit Gott, dem Schöpfer. Und wenn Gott das Gesetz des *Ausgleichs* geschaffen hat oder sogar *ist*, dann haben wir es auch in uns. *Wir wollen* den Ausgleich, weil wir selbst das kosmische Gesetz *sind*.

Dieses Gesetz des karmischen Ausgleichs ist keineswegs ein willkürlich verordnetes Edikt. Es hat einen ganz tiefen Sinn. Es will uns nämlich zur Liebe führen: Dadurch dass der

Drang nach Ausgleich und Geordnetheit uns immer wieder zusammenführt – so lange, bis es auf beiden Seiten zur Vergebung kommt –, wird eine Liebe hervorgebracht, die *nicht zu vergleichen* ist mit der mehr unpersönlichen Liebe *vor* der Auseinandersetzung. Es ist dann keine abstrakte Liebe mehr, sondern eine sozusagen personalisierte. Eine Erfahrung, die der Schöpfer nur durch uns begrenzte Seelen machen kann. Und sie kann sich nur dadurch entwickeln, dass es vorher Verquickungen und Kampf und Streit gegeben hat.

Diese Liebe kommt von selbst an die Oberfläche, wenn beide Seiten vergeben haben. Wahre Vergebung kann es aber erst dann geben, wenn keine schmerzende Wunde mehr da ist. Die Narben müssen heilen. Und sie heilen leider nur dadurch, dass sie wieder aufgerissen werden. Das geschieht in jeder neuen Auseinandersetzung. Wenn diese aber neue Wunden schafft, geht das Spiel weiter. Wie schon gesagt, können wir den Vorgang abkürzen, indem wir die Wunden für uns selbst heilen. Und das geschieht durch bewusste Aufmerksamkeit. Dazu brauchen wir noch nicht einmal mit dem karmischen Partner zusammenzutreffen. Es reicht, dass *irgendeine* Situation ein ähnliches Gefühl hervorlockt – ähnlich z.B. dem Schmerz, der durch einen früheren Kampf mit dem Karma-Partner hervorgerufen worden war. Die Seele unterscheidet nicht so genau. Eine *analoge* Konstellation wird ein fast identisches Gefühl an die Oberfläche ziehen, das eigentlich aus einer *anderen* Beziehung resultiert. Und so kann ich, bevor ich meinem karmischen Partner wieder begegne, schon die alte Ladung bereinigt haben. Dann wird das Zusammentreffen nicht mehr „geladen" sein. Es kann von vornherein friedlich und liebevoll sein, ohne Streit oder Hass. Das Zusammentreffen ist dann nur noch eine Belohnung – oder höchstens ein Test, ob wirklich alles „durch" ist. Und es gibt uns die Chance, eine erfüllte und liebevolle Zeit zusammen zu haben.

Und das Schöne bei dieser Art von „Karmabewältigung im Innern" ist, dass wir überhaupt nichts zu wissen brauchen: nicht, *welches* Karma ich überhaupt noch habe, noch, *mit wem* etwas ausgeglichen werden muss; noch, ob ein negatives Gefühl gegenüber einem anderen „karmisch" bedingt ist – nichts dergleichen. Deswegen kann ich mir auch das Geld für eine Reinkarnationstherapie sparen. Jede karmische Ladung kommt irgendwann sowieso an die Oberfläche. Und dann nicht organisiert durch einen menschlichen (begrenzten) Therapeuten, sondern durch die Natur selbst, durch den allwissenden Kosmos. Er schickt mir die Situationen, wo alte Wunden oder alte Schuldgefühle hochkommen können. Und er schickt mir sie so dosiert, dass ich sie immer noch gerade verkraften kann!

Partnerübungen

Heilendes Wahrnehmen kann jeder für sich selbst zu Hause ausüben. Und nicht nur zu Hause. In jeder Situation, wo wir uns etwas Zeit und Ruhe nehmen können. Ja, wir brauchen, falls es gar nicht anders geht, nicht einmal Ruhe. Beim Gehen, beim Abwaschen, ja, sogar beim Zuhören können wir uns mal kurz nach innen wenden und sehen, was so im Herzen los ist. Das ist nicht so voll wirksam, aber es kann immerhin etwas helfen. Sozusagen ein schnelles Notpflaster, wenn es mal nötig ist.

Besser ist es, sich in Ruhe hinzusetzen. Aber noch besser ist es, wenn wir einen Partner haben, mit dem wir zusammen praktizieren können. Der eine spielt dann den Therapeuten, der andere den Klienten. Das ist deswegen so viel wirksamer und leichter, weil der „Therapeut" den „Klienten" bei der Stange hält, so dass der nicht mit seinen Gedanken in die Geschichte abgleiten kann. Und außerdem kann der „Therapeut" den anderen an die Hand nehmen und ihn auch „halten", wenn heftige Gefühle an die Oberfläche kommen, also in Situationen, wo der „Klient", wenn er allein wäre, leicht aufgeben würde, weil es zu schmerzhaft ist. Geteilter

Schmerz ist halber Schmerz. Das heißt natürlich nicht, dass der „Therapeut" innerlich unbedingt mitleiden muss. Er muss nur da sein, notfalls wirklich die Hand halten; zumindest ein ruhender Pol sein, an dem sich der andere festhalten kann. Auf diese Weise kann sich der „Klient" auch leichter seinen Gefühlen hingeben. Er weiß: Da ist jemand, der mich hält. Mir kann nichts passieren. Das ist sehr hilfreich.

Ich gebe an dieser Stelle mal ein vereinfachtes Schema einer solchen Sitzung. Etwas Geschick und Kreativität sollte der „Therapeut" schon aufbringen; er sollte vielleicht auch eine gewisse menschliche Reife haben. Und er sollte nicht in den Fall verwickelt sein oder gar mit eigenen Meinungen oder Gefühlen reagieren. Also besser nicht versuchen, auf diese Weise ein Streitthema mit dem Lebenspartner aufzuarbeiten.

Hier also ein Schema, wie eine Partnerübung ablaufen könnte. (T = „Therapeut", K = „Klient")

Nach Einleitung, Sitzen, Augenschließen usw.:

T: Was ist im Moment das dominanteste Gefühl? …

T: Wo im Körper sitzt es? Kannst du es lokalisieren? …

T: Gut, leg mal deine Hand auf die Stelle…
   (Warten)

T: Was fühlst du jetzt? Hat sich das Gefühl verändert? Ist es schlimmer geworden oder besser?…

T: Schau es dir mal ganz genau an. Hat es irgendwie eine Form? Oder eine Farbe? Ist es dunkel, grau, zerfetzt, wolkig, kantig, hart…?…

T: Auf einer Skala von Null bis Zehn, wie würdest du es einordnen? – Null bedeutet: Es ist nichts. Zehn: Es ist absolut unerträglich.

K: Vielleicht 6

T: Okay. Könntest du es noch etwas stärker werden lassen? (Pause)

T: Wie ist es jetzt? … Hat es sich verändert? … Wie stark auf der Skala?

K: 8

T: Okay. Kannst du es noch stärker werden lassen? Steigere dich richtig da hinein…

(Pause… So weitermachen, bis es nicht mehr höher geht; bis es vielleicht unerträglich ist. Vorsicht, nicht übertreiben. Der „Klient" sollte nicht physisch zusammenbrechen. Aber wahrscheinlich wird das Gefühl nach einiger Zeit nicht mehr stärker werden können, sondern allmählich schwächer. In jedem Fall frage ihn nach einiger Zeit:)

T: Gut. Jetzt mal: Könntest du vielleicht irgendwo, im Hintergrund oder in der Tiefe dieses Gefühls irgendetwas Helles bemerken? Vielleicht sogar etwas Angenehmes oder eine Art Freude?…

(Im allgemeinen Fall wird er ja sagen.)

T: Bleib jetzt mal mit der Aufmerksamkeit *da*bei. Nimm das Angenehme, Helle wahr…

(nach einiger Zeit:) Jetzt stell dir mal vor, dass sich dieses Angenehme ausweitet… in die benachbarten Bereiche… in den ganzen Körper hinein…

Bleib jetzt noch etwas bei diesem erfreulichen Gefühl…

Leg jetzt mal die rechte Hand auf die linke und verbinde das Wohlgefühl mit dieser Geste. Und in den nächsten Tagen, wann immer du die rechte Hand auf die linke legst, wirst du dich an dieses Wohlgefühl erinnern. Es ist jetzt verankert. Dadurch kannst du es immer wieder beleben.

So ungefähr. Es ist immer gut, mit einem schönen Gefühl abzuschließen.

Heilendes Wahrnehmen im Vergleich
mit anderen Techniken

Das Ziel jeder Art von Therapie ist, dass wir aus dem *Leiden* herauskommen. Und Leiden ist ein Gefühl oder ist zumindest mit einem *Gefühl* verbunden.

> Jemand mag sagen: Ein Zwangsneurotiker *fühlt* vielleicht gar kein Leiden (nur seine Umgebung fühlt es). Das kann sein. Aber auch er *fühlt* einen Schmerz, wenn sich nämlich die anderen von ihm abwenden. Und irgendwie fühlt er auch, dass etwas „nicht mit ihm stimmt". Außerdem stecken *hinter* einer Zwangsneurose immer irgendwelche verdrängten Gefühle.

Auch verdrängte Gefühle sind Gefühle. Wir leiden also nicht durch Denken, wir leiden nicht durch Wollen, wir leiden durch *Gefühle*. Bei jeder Therapie geht es darum, das Gefühl des Leidens auszumerzen. Jetzt geht es nur noch um die Frage der Strategie. Diese hängt von der Art des Leidens ab.

Als Erstes müssen wir uns fragen: Wo ist die Ursache des Leidens? Liegt sie im Innern oder im Äußern? Wenn mein

Fuß schmerzt, weil ein Dorn darin steckt, so ist das eine äußere Ursache. Oder wenn ich leide, weil ich gemobbt werde; oder wenn mein Partner und ich uns nichts mehr zu sagen haben und wir uns nebeneinander her quälen, so sind auch das äußere Ursachen des Leidens. In solchen Fällen wird jeder vernünftige Mensch sich zuerst einmal fragen, ob er nicht etwas an der Ursache ändern kann. Z.B. den Job wechseln oder den Partner. Und auch da können „Therapeuten" u.U. helfen, z.B. Lebensberater.

Allerdings muss man sofort sehen, dass es fast kein Problem gibt, das *nur* von äußeren Ursachen abhängt. Denn jeder Schmerz, und damit jedes Leiden, ist immer eine *Reaktion* des Menschen, wenn vielleicht auch eine „berechtigte". Der Schmerz im Fuß ist eine Reaktion auf das ungesunde Eindringen eines Fremdkörpers. Dass mich das Mobbing kaputt macht, ist meine Reaktion auf den Stress. Dass der Partner mir seelischen Schmerz bereitet, ist die Reaktion meines Emotionalkörpers. Wie gesagt, vielleicht eine berechtigte, zumindest „normale". Aber was ist normal? Hängt es nicht immer von meiner inneren oder äußeren Struktur ab, ob ich leide oder nicht? Als Extrem: Ich habe einen großen Meister sagen hören, Jesus habe am Kreuz nicht gelitten. Warum? Weil sein Bewusstsein so hoch entwickelt war bzw. weil er sich so wenig mit seinem Körper oder seiner Psyche identifizierte, dass die Verletzungen, der Hohn usw. ihn – sein wahres Selbst – nicht wirklich betrafen. So weit sind wir im Allgemeinen nicht, aber trotzdem zeigt das Beispiel Jesu, dass Leiden immer eine *Reaktion* ist. Jesus hat auf die wahrlich herausfordernde Situation nicht mit Leiden *reagiert*.

Jesus hatte einmal sinngemäß gesagt: Was ich kann, könnt ihr auch. Das bedeutet: Auch wir könnten uns schrittweise auf eine Ebene bewegen, wo wir weniger und weniger leiden. Zunächst einmal gilt das besonders für „seelisches" Leiden, das heißt Leiden, das nicht durch den Köper bedingt ist. Bei Gefühlsleiden können wir an unserer Psyche arbeiten, entweder an den Gefühlen direkt oder an den Glaubenssätzen, durch die unsere Gefühle beeinflusst werden usw. Dazu gibt es all die Psychotherapien, Beratungen, Arbeiten an Glaubenssätzen (Beispiel Psychokinesiologie) usw. usw. Ich habe an verschiedenen Stellen schon einige Methoden erwähnt. Hier noch einmal eine kurze Zusammenfassung von Gesichtspunkten, nach denen wir diese Therapien bewerten könnten:

In sehr vielen Psycho-Therapien geht es darum – wie beim Heilenden Wahrnehmen –, alte Wunden und Verhärtungen aufzulösen. Beispiel **Psychoanalyse**. Zum Psychotherapeuten geht man i.A. nicht, weil man in einem Gefühlsaufruhr ist, sondern weil man unter gewissen zwanghaften oder ähnlichen Symptomen leidet, die auf *verborgene* Traumata hinweisen. Der Therapeut versucht dann, die zugrunde liegenden „Komplexe" an die Oberfläche zu holen, damit sie als Gefühl bewusst werden und dieses sich ausleben und auflösen kann. Eine sehr einleuchtende Strategie. Ich sehe jedoch gewisse Nachteile in diesem Vorgehen. Das erste ist, dass der Patient sich wieder mit dem alten Kram bewusst befassen muss. Dadurch können, so glaube ich, neue Verhärtungen zustande kommen. So, als würden auf einer Schallplatte gewisse Rillen vertieft, vielleicht auch neue geschaffen, statt dass die Platte glatt gemacht wird. Selbst wenn, im besten Falle, das Gefühl sich auflöst, können auf diese Weise Samen für neue Symptome gelegt werden. Das ist mein persönlicher Eindruck von Fällen, die sehr lange in einer Analyse waren: Auf einer gewissen Ebene scheint alles glatt und bereinigt zu sein. Aber man spürt doch, dass in einer tieferen Schicht noch irgendetwas angespannt ist. Die neue Verspannung liegt dann viel tiefer als das ursprüngliche Trauma; und man kommt viel schwerer daran. Im Grunde verschieben sich häufig die Probleme durch eine lange Psychoanalyse in immer tiefere Ebenen.

Der zweite Nachteil scheint mir zu sein, dass da ein Therapeut ist, mit all seinen menschlichen Schwächen, der doch irgendwie, selbst nur ganz subtil, den Prozess *steuert*. Bei so etwas ist dann immer die Gefahr, dass etwas an die Oberfläche geholt wird, was noch nicht „dran" ist, was vielleicht für den Patienten noch viel zu stark ist. So etwas kann beim Heilenden Wahrnehmen nicht passieren. Mein Bewusstsein wendet sich immer nur dem zu, was von allein oder durch die Umstände bedingt hervortritt. *Mein eigenes Selbst* spült also die Verletzungen an die Oberfläche; oder aber es ist der Kosmos, der mir gewisse Umstände schickt, durch die meine Narben aufbrechen. Mir scheint das der sicherere Weg. Die menschlichen Fehler – durch das intellektuelle Vorgehen – werden dadurch ausgeschaltet.

Rückführungstherapien: Auch hier der Nachteil, dass man sich wieder mit den früheren Erlebnissen *beschäftigt*. Das kann neue Verhaftungen und „Sekundär-Verletzungen" mit sich bringen. Jedes Beschäftigen mit einem früheren Ereignis ist nämlich in sich selbst wieder ein Erleben. Es gibt keinen prinzipiellen Unterschied zwischen einer vorgestellten und einer „realen" Erfahrung. Auch die reale Erfahrung wird zu einer solchen ja nur dadurch, dass sie *ins Bewusstsein* dringt und dort verarbeitet wird. Und anders herum ist die rein mentale Erfahrung, nämlich die Erinnerung – etwa an das letzte Leben –, auch wiederum eine *Erfahrung.* Sie kann u.U. neuen Schaden anrichten. Ganz abgesehen davon, dass vielleicht neue Ressentiments gegenüber dem damaligen Täter entstehen können.

Positives Denken, Affirmationen usw.: Bei diesen Methoden wird nicht einmal das Alte aufgelöst. Es wird nur eine neue Information draufgesetzt. *Im ungünstigen Fall* wird das alte Gefühl, das vielleicht gerade rauskommen wollte, wieder unterdrückt und treibt dann im Untergrund sein Unwesen. Daher ist der Titel eines Buches sehr bedenkenswert: „Positiv denken macht krank". So kann es wirklich sein, wenn sich nämlich das verdrängte Gefühl schließlich in Krankheitssymptomen ausdrückt.

Affirmationen können allerdings manchmal auch hilfreich sein, wenn man sie nämlich als „Hervorlocker" benutzt. Angenommen, ich bin arm wie eine Kirchenmaus, affirmiere aber: „Ich bin reich". Wenn ich dann genau in mich hineinschaue, werde ich wahrscheinlich ein leichtes Gefühl wahrnehmen, wie: „Das stimmt doch nicht" oder: „Ich will es gar nicht richtig". Diesen subtilen Widerstand kann ich dann „behandeln" (durch Wahrnehmen). In solchem Fall hat also die Affirmation geholfen, ein verborgenes Gefühl an die Oberfläche zu bringen und bewusstzumachen. Das ist zwar leicht manipulativ, aber ich denke, die Vorteile überwiegen die Nachteile (welche eine Manipulation *immer* mit sich bringt).

(Radikales) Vergeben: Fast alle inneren Schmerzen hängen irgendwie mit anderen Menschen zusammen. Man kann sich zwar *körperlich selbst* verletzen, aber kaum seelisch. So sind die meisten inneren Schmerzen auch mit einem Ressentiment gegenüber dem „Verursacher" verbunden. Dieses macht das Leiden erst richtig schlimm, weil es eine Trennung beinhaltet, also einen Verlust der Einheit, die für uns lebenswichtig ist. (Letztlich gibt es natürlich keinen „Verursacher" von Schmerz *im Außen*; es ist immer meine eigene Interpretation, die den Schmerz schafft.) Wenn ich daher dem Widersacher vergeben kann, lasse ich damit schon mal den größten Teil des Leidens hinter mir. Die Frage ist nur: Können wir wirklich wahrhaft vergeben, solange der Schmerz noch da ist? Selbst wenn ich einräume, dass das Leiden tatsächlich beseitigt ist, sobald ich vergeben habe – wie *mache* ich das Vergeben? Wenn ich affirmiere: Ich vergebe, oder wenn ich mir all die schönen Argumente vor Augen halte, die besagen, dass es gar nichts zu vergeben gibt, dass ich alles selbst angezogen bzw. in der Tiefe sogar gewollt habe usw. usw. –, bringt das mein Herz wirklich zum völligen Vergeben? Ich bezweifele das. Solange noch Schmerz da ist, ist es fast unmöglich zu vergeben und zu vergessen. Das Vergeben bleibt auf einer subtilen Ebene noch etwas Künstliches. Da wird noch etwas verdrängt. Der Verstand kann das Herz nicht überzeugen, selbst wenn ich noch so oft „Ja" sage. Meine Meinung ist, dass wir es anders herum anpacken müssen: Zuerst muss der Schmerz weg. Das geschieht, indem wir ihn umarmen, bei ihm bleiben und ihn nicht verlassen. Dann wird er sich auflösen. Und dann... dann gibt es nichts mehr zu vergeben! Die Tatsachen mögen zwar nicht vergessen sein, aber sie haben überhaupt keine Ladung mehr. Vergeben müsste ich nur, wenn ich noch leide. Aber ich leide nicht

mehr. Damit habe ich automatisch vergeben. Keine Affirmation ist mehr nötig.

Ich kann und will jetzt nicht alle psychischen Therapierich-
tungen durchgehen. Dazu habe ich nicht genug Wissen. Ich
möchte aber jeden ermutigen, selbst seine Lieblingsmethoden
zu analysieren. Die Kriterien, die ich persönlich an eine gute
Therapie anlegen würde, sind:

1. Eine gute Therapie muss *wirken*. Das klingt trivial.
   Ist aber nicht so selbstverständlich, wie man meinen
   sollte. Viele Therapien versprechen eine wunderbare
   Heilung, für die man allerdings lange arbeiten muss
   und zu der man viel Geduld mitbringen muss. Wenn
   nichts passiert oder es sogar bergab geht, so wird
   das als „Erstverschlimmerung" bezeichnet oder als
   „Durststrecke". So etwas kann es tatsächlich geben,
   aber wenn sich der Erfolg zu lange hinzieht, sollte
   man eines Tages – und nicht zu spät – doch überlegen, ob man nicht einer Fata Morgana hinterherläuft.
   Die Menschen sind so gutgläubig, und wenn sie sich
   einmal für eine Sache entschieden haben und vielleicht anderen gegenüber sogar stark gemacht haben,
   lassen sie sich mit Argumenten fast beliebig lange
   hinhalten. Meine Erfahrung ist, dass jede gute Methode zumindest am Anfang einige wirklich signifi-
   kante Verbesserungen mit sich bringen muss. Dann
   kann meinetwegen eine Durststrecke oder eine Erstverschlimmerung kommen. Aber man hat immerhin
   mal erfahren, dass an der Sache wirklich was Gutes
   dran ist. Dann ist zumindest eine gute Chance, dass
   schließlich eine Art Heilung herauskommt.

2. Der zweite Punkt hängt eng mit dem ersten zusammen: Die Methode muss „falsifizierbar" sein. Das heißt: Es muss klare Kriterien geben, nach denen ich innerhalb eines bestimmten Zeitrahmens feststellen kann, ob eine Methode *für mich* das Richtige ist. Es darf nicht sein, dass für jede mögliche Erfahrung, die man jemals machen könnte, eine Erklärung bereitsteht, die sie zum Guten dieser Therapie auslegt. Beispiel wieder „Erstverschlimmerung" und „Durststrecke". Es muss vorher definiert sein, welche klaren Ergebnisse nach einer festgelegten Zeit zu erwarten sind – so dass mir später niemand erzählen kann, ich müsse nur noch etwas Geduld haben. Wenn es *am Anfang* keine eindeutigen Kriterien gibt, dann lieber gleich die Finger weg.

3. Die Therapie darf keine neuen Probleme aufbauen, neue Zwänge, neue Verhärtungen usw. Das muss man genau beobachten, u.U. an Menschen, welche die untersuchte Methode mitgemacht haben.

4. Mein persönlicher Geschmack ist: Ein Therapiesystem muss einfach sein, kein großes Brimborium, keine endlosen Zeremonien, kein „Getue", kein künstliches „mood-making". Es muss notfalls auch ohne Kerzen, Händehalten, Händefalten, Verneigungen, Chanten, Visualisierung Aufgestiegener Meister, Lichterscheinungen usw. *funktionieren*. (Was nicht heißt, dass man diese Dinge nicht als Einstimmung und zur Freude benutzen *kann*.)

5. Die Methode muss einfach zu handhaben und natürlich sein. Das ist für mich eine Grundsatzentschei-
dung. Die Natur ist schließlich „natürlich". Was
kompliziert und anstrengend ist, kann eigentlich
nicht in Übereinstimmung mit der Natur sein. Und
das wäre schlimm für jede Therapie. Denn letztlich
ist es die Natur, die uns heilt; und *nur* die Natur.
Wenn wir uns dem Gang des Kosmos überlassen,
kann er wirken. Wenn wir uns selbst einmischen,
kann das nur eine Störung bedeuten. Wir mit unserem kleinen Ego können letztlich nichts bewirken.
Es ist immer die größere, umfassendere Kraft, die
heilt und die Sache wieder in Ordnung bringt.

6. Das Ego sollte nicht gestärkt werden. Das Ego ist die
Instanz in uns, die denkt, sie hat die Dinge im Griff.
Das Ego wird gestärkt durch alles, womit wir – vielleicht auch nur scheinbar oder teilweise – durch eigene
Anstrengung etwas erreichen. Dann können wir uns
selbst auf den Bauch klopfen und uns sagen, wie gut
wir sind. Wir haben es mal wieder geschafft. Es ist
eine Täuschung. Alle wirklich großen Verbesserungen kommen durch den Kosmos, durch Gott, oder wie
man es ausdrücken möchte. Wir können nur Impulse
geben, etwas wünschen und dann loslassen. Selbst der
Wunsch – woher kommt er?! Habe ich ihn gemacht?
Wenn ich genau hinschaue: Nein. Ich kann gar nichts
machen. Der Wunsch ist plötzlich da. Wenn ich einen
Wunsch selbst erzeuge – sozusagen gegen meine eigene Natur – dann ist er nicht echt, ist nicht „mein", und
es kann nichts Gutes herauskommen. Also: Überall,
wo ich denke: „ich" habe es gemacht und „ich" habe

es gut gemacht, „ich" war erfolgreich usw. – überall dort unterliege ich einer Täuschung. Täuschung ist nicht Wahrheit. Insbesondere wer nach Wahrheit und Freiheit strebt, also nach „Erleuchtung", sollte nicht sein falsches Ich päppeln (das sowieso nichts kann und das es letztlich nicht gibt), indem er sich anstrengt und abrackert. Akzeptieren ist das Einzige, was uns letztlich frei machen kann.

Ich muss zugeben: Selbst das bewusste Akzeptieren im „Heilenden Wahrnehmen" – wenn es nicht von allein kommt – oder gar das bewusste Hinschauen sind schon kleine Aktivitäten des Ego. Einfach nichts tun wäre noch besser. Irgendwann würde die Natur mich dann auch ohne mein Zutun aus dem Schlamassel rausziehen. Und dann wäre ich wirklich draußen, denn es ist völlig von allein gekommen. Aber ich kann Sie beruhigen: Durch Heilendes Wahrnehmen machen Sie nichts Unnatürliches. Denn: Sie sind sowieso schon auf der Suche! Sie wollen das Leiden und den Schmerz loswerden. Dieser Impuls ist echt aus Ihrer eigenen Natur gekommen. Sie suchen nach dem besten Weg, aus dem unerwünschten Zustand herauszukommen. Und da finden Sie ein Buch, nämlich dieses. Und in diesem Buch ist ein Tipp. Dann ist es ja sozusagen „natürlich", wenn Sie dem vorgeschlagenen Weg folgen, falls er Ihnen einleuchtet. Aber es ist gut, sich an dieser Stelle noch einmal klarzumachen: Heilendes Wahrnehmen ist kein Tun! Es ist kein *Hin*wenden zum Gefühl und kein *Ab*wenden von den Gedanken – an die verletzende Geschichte. Wirkliches Heilendes Wahrnehmen ist

Nicht-Tun. Das Einzige, was ich dabei „tue", ist: *Ich höre auf zu tun*! Nämlich zu flüchten, zu verdrängen, zu bewerten usw. Ich überlasse mich ganz dem, was mich sowieso schon bewegt. Insofern ist die Gefahr, dadurch das Ego zu stärken, gering.

Ausblick: Heilung der Umgebung
und der Umwelt

Zum Abschluss noch etwas: Wie ich es sehe, kann man mit Heilendem Wahrnehmen auch die Schmerzen und das Leiden *anderer* heilen. Dazu muss man sich mit den Schmerzen des anderen quasi „verbinden". Wir sind ja niemals getrennt, unsere Energiefelder gehen ineinander über. Auf der tiefsten Ebene sind wir sowie *eins*. So ist es möglich, den Schmerz des anderen in sich bewusst aufzunehmen und in sich zu heilen, indem man ihn, den Schmerz, wahrnimmt. Und in dieser Weise sollte es möglich sein, sogar den Schmerz von Mutter Erde, also unserer Umgebung aufzunehmen, zu fühlen und dadurch zu heilen. Um dies zu können, ist es wichtig, dass wir uns nicht abschotten – gegen die anderen nicht und nicht gegen die Umgebung. Dass wir vielmehr unser Herz öffnen, weich und aufnehmend sind. Wir brauchen keine Angst zu haben, dass wir dann ausgelaugt werden oder gar durch fremde Energien besetzt werden. Denn durch das Öffnen unseres Herzchakras *bekommen* wir gerade kosmische Energie und werden dadurch so viel stärker und geschützter. Probieren Sie es aus. Vielleicht werden Sie merken, dass Sie, insbesondere in „stressigen" Umgebungen, sich normalerweise unbewusst etwas dicht machen und im

Herzbereich verhärten. Dann gehen Sie mal ins Gegenteil: öffnen und weiten! Es wird Sie erstaunen, wie Sie sich plötzlich sicherer und geschützter fühlen. Und dann ist der nächste Schritt – vielleicht am Anfang nicht gerade im Bahnhofstunnel – den Schmerz von Ihrem Gegenüber aufzunehmen und zu fühlen (wenn er gerade welchen hat). Fragen Sie ihn, ob er etwas spürt. Meiner Erfahrung nach müsste es funktionieren.

Zusammenfassend möchte ich noch einmal die wichtigsten Komponenten des Heilenden Wahrnehmens in Form eines Kreuzes darstellen:

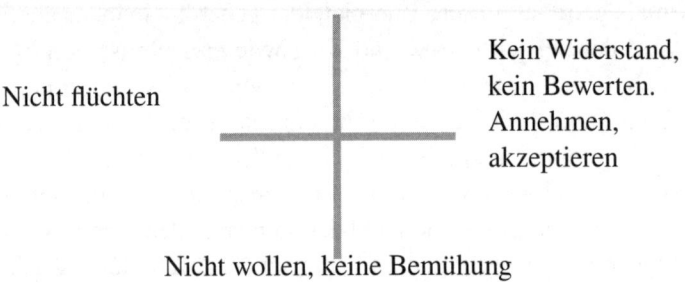

Aufmerksamkeit und Hingabe

Nicht flüchten

Kein Widerstand, kein Bewerten. Annehmen, akzeptieren

Nicht wollen, keine Bemühung

Ich wünsche Ihnen viel Freude beim Wahrnehmen. Mögen Sie dadurch zur Freiheit kommen und zum Bewusstsein der Einheit allen Seins.

Kreative Wunscherfüllung
Die kosmischen und irdischen Gesetze des Wünschens
Hans Vater

Taschenbuch, 288 Seiten, ISBN 978-3-86616-093-4

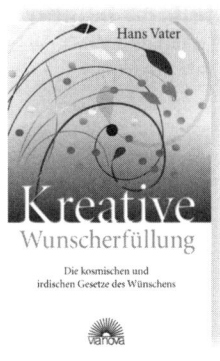

Hans Vaters praktisches und zugleich tiefgründiges Weisheitsbuch gibt Methoden und Techniken an die Hand, unsere Wünsche zu verwirklichen. Es analysiert eingehend die Gesetze und Prinzipien, die hinter den einzelnen Wunschtechniken stehen und sie wirksam machen. Diese Gesetze sind die Regeln des großen kosmischen Schöpfungsspiels, welches wir in Gottes Auftrag mitgestalten, und dessen Ziel es ist, uns zu der Einheit zurückzuführen, die wir in Wahrheit nie verlassen haben. Das Buch zeigt uns, wie wir durch die Anwendung der mächtigen Seinsgesetze unser Leben gesünder, glücklicher und erfolgreicher gestalten können. Das Verständnis dieser Gesetze hinterlässt beim Leser ein tiefes Gefühl der Geborgenheit und des Vertrauens in ein geordnetes und liebevolles Universum.

Karmaheilung durch Liebe
Das innere Gesetz des Ausgleichs
Hans Vater

Hardcover, 176 Seiten, ISBN 978-3-86616-023-1

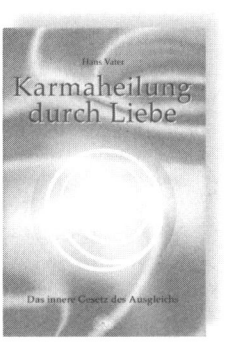

Verstehen wir eigentlich wirklich, was das Wort „Karma" beinhaltet? Ist Karma die göttliche Gerechtigkeit – nach der mir mein Schicksal von Gott oder von irgendwelchen „Herren des Karma" zugeteilt wird? Oder ist es „einfach nur" das Gesetz von Ursache und Wirkung, nach welchem meine früheren Taten quasi mechanisch zu mir zurückkehren? Diese gängigen Interpretationen stimmen nicht mit den Ergebnissen der Reinkarnationsforschung überein, und sie stecken zudem voll innerer Widersprüche. Dieses Buch begründet die These, dass sich jede Seele ihr Schicksal, ihr „Karma", freiwillig selbst auferlegt: Die Seele verspürt den tiefen inneren Drang, ein Ungleichgewicht auszugleichen, das im Austausch mit anderen Seelen entstanden sein mag. Auf diese Weise versucht sie, eine Trennung und einen Mangel an Liebe zwischen ihr und einer anderen Seele wieder zu heilen. Sobald die Liebe wieder gewonnen ist, ist damit auch das Karma gelöst.

Heilung beginnt im Herzen
Die inneren Kräfte wecken,
um Körper und Seele zu heilen
Chuck Spezzano

Hardcover, 240 Seiten, ISBN 978-3-86616-140-5

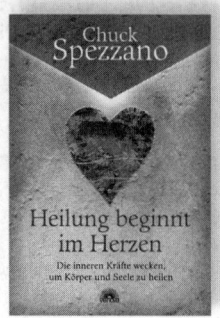

Das neue Buch des bekannten Lebenslehrers Dr. Chuck Spezzano gibt dem Leser grundlegende Prinzipien und Methoden an die Hand, um sich von allen Formen von Krankheit und Schmerz zu befreien. Es ergründet nicht nur die Wurzeln dessen, was Krankheiten und Schmerzen erzeugt, sondern zeigt darüber hinaus praktische Wege, wie man die dem eigenen Herzen und Geist innewohnende Kraft nutzen kann, um Krankheiten zu heilen und Schmerz aufzulösen.

Die Heilkraft liegt in Dir
Leben in Gesundheit, Freude und Fülle
durch Jin Shin Jyutsu®
Tina Stümpfig-Rüdisser

Paperback, 184 Seiten, 100 vierfarbige Fotos, 35 Grafiken,
18 Tabellen, ISBN 978-3-86616-151-1

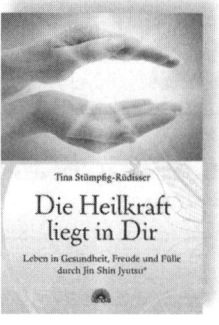

Jin Shin Jyutsu (wörtlich übersetzt: die Kunst des Schöpfers durch den mitfühlenden Menschen) ist eine mehrere tausend Jahre alte Kunst zur Harmonisierung der Lebensenergie im Körper, eine Verbindung von spiritueller Lehre und praktischer Geist-Seele-Körper-Arbeit. In diesem Buch stellt die Autorin eine einfache, für jeden anwendbare Methode vor, mit Hilfe der eigenen Hände, des Atmens und des bewussten Denkens die Energien im Körper in eine harmonische Strömung und Schwingung zu versetzen, die es ermöglicht, Energieblockaden im Körper und verhärtete Muster und Glaubenssätze aufzulösen. Übungen mit anregenden, kraftvollen Affirmationen, ein 26-Wochen-Programm, viele Fotos, Abbildungen und genaue Hinweise fördern die Anwendung.

Liebe dich selbst, sonst liebt dich keiner
Ein neues Selbstwertgefühl für Frauen
Irene Goldmann

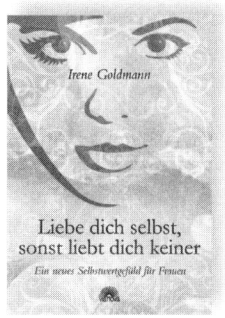

Hardcover, 168 Seiten, ISBN 978-3-86616-125-2

Warum fällt es Frauen heute trotz besserer Möglichkeiten so schwer, ihr Leben glücklich zu gestalten? Dieser Frage geht die Autorin nach und kommt auf überraschende Antworten: Die Vorstellung von der Liebe als einer Art „Schlaraffenland" ist es, die verhindert, in der Partnerschaft das ersehnte Glück zu finden. Viele Frauen haben nicht genügend gelernt, sich um sich selbst zu kümmern, sich selbst zu lieben. Warum aber mangelt es Frauen an dieser Fähigkeit, die doch die Grundlage für persönliches Glück ist? Auf der Basis jüngster wissenschaftlicher Forschung erklärt die Autorin nicht nur, wie dieser Mangel entsteht. Sie macht auch deutlich, dass es möglich ist, Selbstliebe zu lernen, und begleitet Frauen auf diesem Weg. Sie zeigt ihnen, wie sie ihre Bedürfnisse optimal befriedigen, ihr Leben glücklich und sinnerfüllend gestalten und zu seiner einzigartigen Bedeutung vordringen können, um dann wirklich fähig für wahre Liebe und Partnerschaft zu werden.

Freundschaft – ein Geschenk des Lebens
Max Lang

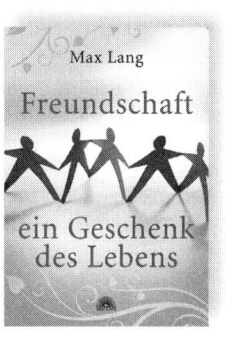

Paperback, 240 Seiten, ISBN 978-3-86616-143-6

Was wäre unser Leben ohne gute Freunde! Wie könnte es ohne sie gelingen! Die Freundschaften sind es, die dem eigenen Dasein Fülle und Tiefe verleihen. Im Geben und im Nehmen erschließen sie menschliches Werden und Vollenden. In zahlreichen Geschichten, im Blick auf die Jahrhunderte und auf die Kulturen der Welt und die Weisheit der Philosophen erschließt er die spirituelle Dimension der Freundschaft. Als besonders hilfreich erweisen sich hierbei Impulse aus der Welt des Buddhismus. Ein eigenes Kapitel ist der Freundschaft mit alten Menschen gewidmet.

Engel in uns
Die Fülle des Lebens liegt in dir selbst
Volker Damian

Hardcover, Geschenkbuch, 144 Seiten,
ISBN 978-3-86616-142-9

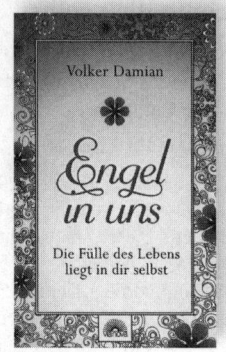

Der Autor Volker Damian beschreibt in seinem
Buch Werte, Einstellungen und Verhaltensweisen,
die dem Einzelnen Selbstbewusstsein, Selbstver-
trauen und Zuversicht verleihen.
Mit ausgewählten praktischen Übungen gibt der
Autor Hilfestellung in unterschiedlichen Lebenssi-
tuationen und leitet den Leser an, seine „Engel" in
sich selbst zu finden und zu nutzen: die eigenen
Energien, Stärken, Fähigkeiten und die Selbstheilungskräfte, um langfristig
eine stabile Gesundheit, ein ausgeglichenes Seelenleben und mehr Lebensqualität zu erlangen.

Das kleine Buch der Lebenskunst
Lebensweisheit, die wir in der Schule nicht lernten
Peter K. Keller

Hardcover, Geschenkbuch, 192 Seiten,
ISBN 978-3-86616-096-5

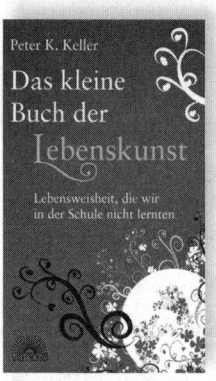

„Alles hat man herausgefunden, nur nicht, wie
man lebt", schrieb Jean Paul Sartre.Auch unsere
Erziehung hat uns meist nicht beibringen können, welche Energien in uns stecken, wie wir diese
entdecken, entfalten und zum eigenen Wohl und
für unsere Mitwelt wirkungsvoll und heilsam einsetzen. Das Buch von P.K.Keller regt an, über das
eigene Leben nachzudenken, und zeigt in kurzen
Reflexionen und Geschichten anschaulich und humorvoll Lebens und Überle-
bensstrategien auf. Die einzelnen Denkanstöße, die auch selektiv gelesen werden können, sind Ergebnisse reicher Erfahrung und können dem Leser helfen,
seine Probleme besser zu verstehen und zu bewältigen. Zusammenfassungen
und Affirmationen prägen sich ein und ermutigen, die Erkenntnisse im Alltag
umzusetzen. Dieses Buch der Lebenskunst ist ein Schlüssel zur Erfüllung der
eigenen Wünsche, zur sinnvollen und erfolgreichen Lebensgestaltung.

Die Heilkraft der Rituale
Weibliche Energien stärken
Erika Haindl

Paperback, 344 Seiten, 40 Abb., ISBN 978-3-86616-102-3

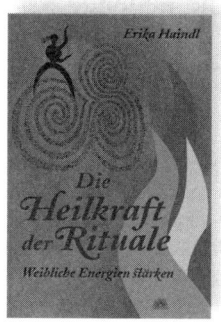

Sind wir uns bewusst, dass in der Familie, im Freundeskreis, in vielen sozialen Gruppen, bei Festen und im Alltag Rituale, symbolische Gegenstände, magische Orte unser Leben beeinflussen oder sogar prägen? Deren Herkunft, Bedeutung und Wirkung ist uns oft unbekannt. Die promovierte Kulturanthropologin Erika Haindl hat ihre spirituellen Erfahrungen aus langjährigen Kontakten mit nordamerikanischen Indianern und ihre diesbezüglichen Kenntnisse über europäische Kulturgruppen in Vergangenheit und Gegenwart in diesem Buch dargelegt. Sie beschreibt und interpretiert traditionelle und neu entwickelte Rituale im Kreislauf des Jahres und des Lebens, Märchenmotive, alte und neue Mythen, Kraftorte, Handlungen und Funktionen der beteiligten Personen und ihrer Mitgeschöpfe im kulturellen Zusammenhang und zeigt deren Wirkung auf. Dieses aufschlussreiche Buch kann Frauen und Männern helfen, ihren Alltag spirituell zu erweitern, eine höhere Bewusstseinsebene zu erlangen.

Leben heißt Loslassen
3. Auflage
Alles, was wir festhalten, hält auch uns fest
Matt Galan Abend

Hardcover, 168 Seiten, ISBN 978-3-86616-024-8

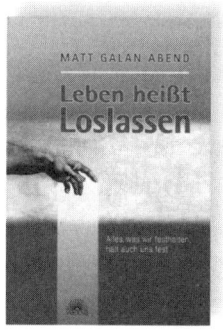

Das Besitz anzeigende Fürwort MEIN ist sicher eines der meist gebrauchten Wörter unserer Sprache. Aber in Wirklichkeit ist nichts von dem, was wir für MEIN halten, wirklich unser Eigentum. Menschen schon gar nicht, und auch die materiellen Besitztümer, die wir mal mehr, mal weniger zur Verfügung haben, sind Leihgaben, mit denen wir eine Weile spielen dürfen. Wenn das Spiel unseres Lebens abgepfiffen wird, verlassen wir das Spielfeld, aber die Dinge können wir nicht mitnehmen. Fällt uns das Loslassen bei Dingen noch einigermaßen leicht, so haben wir große Schwierigkeiten mit dem Loslassen gegenüber unseren Kindern, Partnern, Freunden, unseren Vorstellungen, Plänen, Wahrheiten – die Liste lässt sich leicht verlängern. Wir machen uns gar nicht klar, wie viel Energie uns das Festhalten kostet. Aber nur wenn wir loslassen, können wir uns dem ständigen Wandel des Lebens, dem Entstehen und Vergehen, dem Kommen und Gehen anvertrauen, nur dann können wir im Fluss der Schöpfung sein.

Die heilende Kraft des Scheiterns
Ein Weg zu Wachstum, Aufbruch
und Erneuerung
Claus Eurich

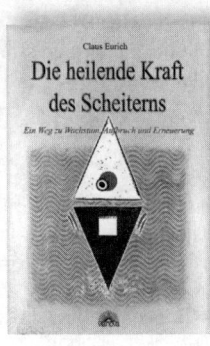

Hardcover, 128 Seiten, ISBN 978-3-86616-043-9

Ohnmacht und Scheitern zu erfahren ist ebenso alltäglich wie zu erleben, dass Erwartungen
zerbrechen. In unserer Kultur werden diese
schmerzhaften Lebenserfahrungen überwiegend
verdrängt und als Schwäche des Menschen diskri-
miniert. Dieses Buch verändert den Blick auf das
Scheitern grundlegend: fort vom Makel, hin zu
den heilenden Aspekten. Es zeigt auf, dass Neues nur entstehen kann, wenn
Altes sich auflöst bzw. zerbricht. Scheitern wird in diesem Blick zur Chance.
Das Buch gibt Hinweise für eine entsprechende Gestaltung des Lebens. Es
ist zudem in eine Zeit hinein geschrieben, die im Großen wie im Kleinen von
Krisen geschüttelt ist, in der zugleich aber auch die Sehnsucht nach Aufbruch
und Erneuerung überall spürbar ist. In Krisen und Grenzerfahrungen wird
dieses Buch ein wertvoller Begleiter sein.

Mach mehr aus deinem Leben!
20 Schlüssel, Ausstrahlung und Attraktivität
zu verbessern
Frank Ihle

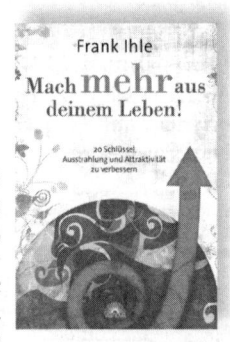

Paperback, 160 Seiten, ISBN 978-3-86616-126-9

Menschen sind oft unsicher im Umgang mit sich
selbst und mit anderen, fühlen sich minderwertig
und haben Probleme, einen passenden Partner,
eine Partnerin zu finden. Der Autor Frank Ihle er-
forscht seit Jahren Möglichkeiten und Wege, wie
Menschen ihre Lebensqualität steigern können.
Er vermittelt in diesem Ratgeber und Arbeitsbuch
seine Erfahrungen und Erkenntnisse, zeigt auf, wie man mit 10 „äußeren
Schlüsseln" selbstbewusst sein Aussehen und Auftreten verbessern und mit
10 „inneren Schlüsseln" Charakter, Geist und Psyche, seine inneren Werte positiv entwickeln kann. Der Leser kann sich mit Hilfe dieses Ratgebers Kenntnisse erarbeiten, sie anwenden und entsprechende Verhaltensweisen und
Einstellungen trainieren, um sie bis ins Unterbewusstsein hinein als Ausdruck
und Ausstrahlung seiner Persönlichkeit zu festigen. Ein klarer Aufbau, eine
deutliche, eindringliche, z.T. humorvolle Sprache erleichtern das Lesen.